孙桂芝

肿瘤病中医临证实录

刘 声 王 逊 周英武◎编著

中国中医药出版社
·北 京·

图书在版编目（CIP）数据

孙桂芝肿瘤病中医临证实录 / 刘声，王逊，周英武编著 . —北京：中国中医药出版社，2013.11（2024.9 重印）

ISBN 978-7-5132-1477-3

Ⅰ . ①孙…　Ⅱ . ①刘…②王…③周…　Ⅲ . ①肿瘤－中医学－临床医学－经验－中国　Ⅳ . ① R273

中国版本图书馆 CIP 数据核字（2013）第 123046 号

中国中医药出版社出版

北京经济技术开发区科创十三街 31 号院二区 8 号楼

邮政编码　100176

传真　010 64405721

北京盛通印刷股份有限公司印刷

各地新华书店经销

*

开本 880×1230　1/32　印张 7.125　字数 121 千字

2013 年 11 月第 1 版　2024 年 9 月第 3 次印刷

书号　ISBN 978-7-5132-1477-3

*

定价 25.00 元

网址　www.cptcm.com

服务热线　010 64405510

购书热线　010 64065415　010 64065413

书店网址　csln.net/qksd/

官方微博　http://e.weibo.com/cptcm

内容提要

孙桂芝教授是我国著名的中西医结合治疗肿瘤的大家，在从医的49年中，诊治中晚期肿瘤患者八十余万人，积累了丰富的临床经验。并以其高尚之医德、精湛之医术、待人之谦和而获得极高声誉，其才其德在全国同行中得到了广泛的认同。

笔者多年来跟随孙桂芝教授坐诊，从未间断，收集各类癌症病例共计数千余例，从中系统地总结了孙桂芝教授对肿瘤病病因病机、临床特点的认识，认真分析了孙桂芝教授辨证治疗肿瘤病的临床思路、诊疗特点、用药处方特色和规律。

本书共分六个部分，分别介绍了孙桂芝教授肿瘤病学术思想述略、治则治法、分病诊断和辨证治疗、常用药物经验分析、病案解析。

引　言

中医强调的“医者，意也”，最早见于《后汉书·郭玉传》，认为医生贵在静心思虑，专志于治病。中医在解剖实验方面略显不足，但注重“慧然独悟”，要求反复琢磨经典言论，一旦融会贯通，理论与实践合一，则豁然开朗，因此临证强调心悟法。张景岳在《景岳全书·传忠录》中提到“故医之临证，必期以我之一心，洞病者之一本，以我之一，对彼之一，既得一真，万疑俱释……故吾心之理明，则阴者自阴，阳者自阳，焉能相混？”王阳明则概括为“心外无物”，这种认知观强调了主观思维、主观能动性对认识世界的重要作用。心学使医学家更加坚定了内向型直觉型思维模式。

因此笔者认为，基于“心学”脉络，孙师研习医理，临证治病强调“知行合一”，即理论与实践相结合，达到医理融会贯通，断病辨证手段灵活，用药配伍灵活多变；在医学修养上孙师强调“致良知，德为先”，即刻苦钻研，精勤不倦，行医济世，救死扶伤。真正将心灵活泼的灵明体验与医学实践结合起来，才能辨证准确，药到病除，德才兼备。

一、医归醇正，学以致用

中医尤在实践。40 多年来，孙师一直坚持在临床一

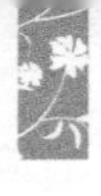

线工作。一方面学习前人的经验，另一方面在临床实践中不断总结经验，探索肿瘤病治疗的辨治思路，努力提高临床疗效。孙师强调，一个好的医生，必须具备高明的医术才能解除患者的痛苦，即“医归醇正”。医生要认真研究医学理论，多从事医疗实践，“通书受事众多”（《素问·征四失论》），否则，等遇到困难的时候才悔于自己学术不精或归咎于老师，就太晚了。如果造成“绝人长命，予人夭殃”（《素问·离合真邪论》）的悲剧发生，那就会受到道德良心谴责，甚至法律的制裁。这就要求医生必须从多方面下工夫，在疾病的病因病机、诊断治疗、预防、康复等环节上去深钻细研，“如切如磋，如琢如磨”，像加工骨角那样切之而复磋之，像加工玉石那样琢之而复磨之；治之已精，而益求真精。另外，应学以致用，否则就会知行脱节。

研习医理时，知与行是统一的，若强行把知与行分开会导致两种恶果：一是行不以知为引导，只凭个人任意去做，并没有慎思省察，这种医学实践只能是冥行妄作；二是知不落实到行上，等于漫无头绪的思索，这种脱离医学实践的知最终只是个空中楼阁。正是基于这种理念，孙师每每畅读中西医学典籍至深夜，不但严于律己，早年还时常监督弟子晚修，主张对于中医理论经典及各流派名家应该熟读其著作，虚心涵泳，把握其理论精髓，但师古而不能泥古，应溯本求源，掌握其理论来源，临证变通用之；用之得验，又应详细记录下来，形成自己的经验与见解，进一步指导临证诊疗。知中有行，行中有知，使心中理论不断升华。具体地说：研习医理分四阶段，即第一阶段接触事物产生感性认识，第二阶段是在感性认识的基础上产生理性认识，即理论。第三阶段就需要把理论用于实际活动中去，即实践，并在实践中检验理论。第四阶段，就是把在实践中检验的理论再在实践中去应用，即升华。

二、明觉良知，修养医德

孙师始终强调“以人为本”。“以人为本”即“以病人为中心”的医学人文观念，是对医生职业操守的基本要求，它要求医者心中时时有良知。良知是医学的根本，它捍卫着医学尊重和关爱生命的底线，如果一个医生失去了良知，与那些不懂医学的人相比，他们的错误行为会导致更大的恶果。良知也是一切医学人文关怀的本源，只有心中有良知，才能设身处地替病人着想，才能发自真心地关怀每一位病人。凭至真至纯一颗本心去治病救人，病人自能感同身受，病人焦躁时能将心比心，病人无助时能真心关怀，病人康复时能为其高兴，一切发自内心，如此这般才是医患关系的原始本质。单纯、真心、互相信任与支持。

孙师还说，现代医疗工作中困难多、诱惑也多，每天过大的工作量消耗了医生的体力与心神，使他们变得麻木，难以做到对每一位病人都保持耐心和热情，医生的付出与收入的严重不符催生了金钱至上的意识，由此出现了收红包、拿回扣等问题。病人对医生的不信任以及愈演愈烈的医患矛盾促使医生不得不想办法保护自己。因此，这就要求医者应从修心养德出发，摒弃私欲，始终保持良知在心中的绝对主导地位。

三、诚意正心　立志修身

《大学》有言：“欲修其身者，先正其心；欲正其心者，先诚其意；欲诚其意者，先致其知，致知在格物”；“物格

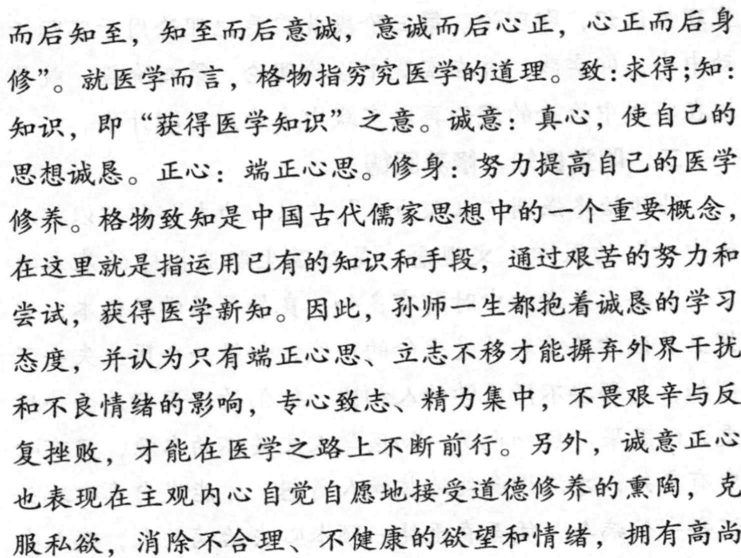

而后知至，知至而后意诚，意诚而后心正，心正而后身修”。就医学而言，格物指穷究医学的道理。致：求得；知：知识，即“获得医学知识”之意。诚意：真心，使自己的思想诚恳。正心：端正心思。修身：努力提高自己的医学修养。格物致知是中国古代儒家思想中的一个重要概念，在这里就是指运用已有的知识和手段，通过艰苦的努力和尝试，获得医学新知。因此，孙师一生都抱着诚恳的学习态度，并认为只有端正心思、立志不移才能摒弃外界干扰和不良情绪的影响，专心致志、精力集中，不畏艰辛与反复挫败，才能在医学之路上不断前行。另外，诚意正心也表现在主观内心自觉自愿地接受道德修养的熏陶，克服私欲，消除不合理、不健康的欲望和情绪，拥有高尚的品格。

四、渐修顿悟　厚积薄发

孙师身出西医，后研中医。在临床实践中常常衷中参西，融会贯通，辨证与辨病相结合，提高临床疗效。她常说，学习中医并不难，但要学好却非易事。要做一名好中医，除了用心努力，具备扎实的中医基础理论功底之外，还应有长期大量的临床实践和悟性。正如哲人所说：顿悟与心学才是世间真正的学问，才是化解所有困惑的终极智慧，用到读书上你就能融会贯通。扎实的中医基础理论功底、长期大量的临床实践是基础、是悟性的前提。但有了这两条，并不能说就有了悟性，需要去分析思考、总结整理，进行深层次的思考。也就是用理论指导实践，再通过实践，进一步升华理论。

目　录

第一章　孙桂芝肿瘤病学术思想述略 …… 1
一、病因病机 …… 2
二、病机特点 …… 8
三、治未病 …… 10
四、扶正培本 …… 16
五、中西结合 …… 20
六、整体观念 …… 29

第二章　治则治法 …… 31
第一节　点面结合，病证相参 …… 33
第二节　治病求本，攻补兼施 …… 35
第三节　衡量主次，标本兼治 …… 36
第四节　组方与选药 …… 38
一、辨病＋辨证＋抗癌用药 …… 38
二、辨证＋辨病＋抗癌用药 …… 39
三、重视顾护中焦 …… 40

第三章　肿瘤病临证常用治法 …… 45
第一节　清热解毒 …… 47
第二节　活血化瘀 …… 48
第三节　软坚散结 …… 50
第四节　扶正补益 …… 51

第四章　分病诊断和辨证治疗 …… 53
第一节　脑瘤 …… 55
一、风痰瘀阻证 …… 56
二、肝肾阴虚证 …… 57

第二节　肺癌 …………………………………… 59
一、肺燥津伤证 …………………………………… 61
二、痰瘀互结证 …………………………………… 61
三、气阴两虚证 …………………………………… 63
第三节　食道癌 …………………………………… 65
第四节　胃癌 …………………………………… 68
一、胃气郁闭证 …………………………………… 70
二、脾胃虚寒证 …………………………………… 71
三、瘀毒内阻证 …………………………………… 72
四、胃阴亏耗证 …………………………………… 74
五、湿热中阻证 …………………………………… 75
六、气血双亏证 …………………………………… 76
第五节　乳腺癌 …………………………………… 78
一、肝郁气滞证 …………………………………… 79
二、肝肾阴虚证 …………………………………… 81
三、气血亏虚证 …………………………………… 82
四、瘀毒内结证 …………………………………… 83
第六节　原发性肝癌 …………………………………… 84
一、肝郁气滞证 …………………………………… 85
二、痰阻血瘀证 …………………………………… 87
第七节　肾癌、膀胱癌 …………………………………… 89
一、湿热蕴毒证 …………………………………… 90
二、浊瘀阻塞证 …………………………………… 91
三、脾肾两虚证 …………………………………… 92
第八节　大肠癌 …………………………………… 94
一、湿热郁毒证 …………………………………… 95
二、脾肾阳虚证 …………………………………… 96
三、肝肾阴虚证 …………………………………… 97
四、气血亏虚证 …………………………………… 98

第九节　宫颈癌 ……100
一、湿热瘀毒证 ……101
二、肝郁气滞证 ……102
三、肝肾阴虚证 ……103
四、脾肾阳虚证 ……104
第十节　胰腺癌 ……106
一、湿热郁阻证 ……107
二、气血瘀滞证 ……108
三、阴虚热毒证 ……109
四、气血双亏证 ……110
第十一节　甲状腺癌 ……112
一、肝郁痰凝证 ……113
二、阴虚火旺证 ……114
三、气血两虚证 ……115

第五章　常用药物的临床应用 ……117
第一节　动物类药 ……118
一、运用虫类药物的理论依据 ……118
二、虫类药组方治癌范围广泛 ……119
三、常用虫类药的配伍 ……120
四、运用虫类药的注意事项 ……124
第二节　常用对药 ……125
一、旋覆花与海浮石 ……126
二、萆薢与白果 ……127
三、鹿角霜与甘松 ……128
四、百合与乌药 ……128
五、橘核与荔枝核 ……129
六、乌梅与木瓜 ……130
七、黄连与紫苏叶 ……131
八、何首乌与桑叶 ……131

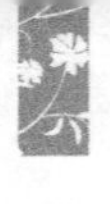

九、晚蚕砂与皂角子 ……132
十、僵蚕与地龙 ……133
十一、紫菀与橘红 ……134
十二、左金丸与血余炭 ……134
十三、海蛤粉与海浮石 ……135

第六章　病案解析 ……137
一、鼻咽癌 ……138
二、大肠癌 ……144
三、肺癌 ……150
四、食管癌 ……157
五、胃癌 ……163
六、乳腺癌 ……168
七、胰腺癌 ……173
八、甲状腺癌 ……179
九、宫颈癌 ……183
十、脑瘤 ……190
十一、肾癌、膀胱癌 ……195
十二、卵巢癌 ……203
十三、原发性肝癌 ……209

参考文献 ……215

【第一章】

孙桂芝肿瘤病学术思想述略

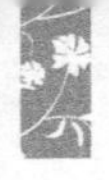

一、病因病机

孙桂芝教授潜心于肿瘤病病因病机学说的研究，对于肿瘤状态下机体的虚实、寒热、痰湿、血瘀以及气血失和、阴阳失调等不同病理状态进行了深入阐述，概括出肿瘤病常见的病因病机。正是由于肿瘤的多种病机变化，导致肿瘤的各种不同证候。脏腑虚衰或功能失调等是肿瘤发病的基础，脏腑即五脏六腑，脏为阴，腑为阳，脏藏精气而不泻，腑传化物而不藏。脏与腑，一阴一阳，一表一里，通过经络相互络属，共同完成机体各项生理功能。若脏腑功能失调，气机紊乱，或先天脏腑禀赋不足，正气虚弱，皆可成为肿瘤病发生的内在因素。《诸病源候论·卷十九·积聚候》曰："积聚者，由阴阳不和，脏腑虚弱，受之风邪，搏于脏腑之气所为也。"将积聚的产生归之于脏腑虚弱，阴阳不和，感受外邪，内外合邪所致。陈藏器亦言："夫众病积聚，皆起于虚也，虚生百病。积者五脏之所积，聚者六腑之所聚。"简明扼要地说明了"积聚"之病与正虚和脏腑失调之间的内在关系。

正虚包括：脾虚、肾虚、气血亏虚。在正虚的基础上，邪毒外侵、情志内伤、饮食失调等病因致局部气滞、血瘀、痰凝，导致脏腑经络气血功能障碍，又进一步加重了气滞、血瘀、痰凝等证候，形成恶性循环，最终气滞血瘀、痰凝毒聚而生肿瘤。气滞、血瘀、痰凝状态还是癌细胞扩散和转移的适宜土壤与环境，癌细胞由原发部位扩散，沿经脉、络脉循行过程中，为气、瘀、痰诸邪所阻，扎根于局部，形成转移瘤。恶性肿瘤的中晚期，毒邪深重，化热化火，更伤正气，其害人之速，病势之凶险，反映了癌毒毒性猛烈的一面。以常见的脑瘤、肺癌、胃癌、肝癌、食管癌、乳腺癌、大肠癌为例：

（一）**脑瘤**

脑瘤的发生重在内伤七情使脏腑功能失调，加之外邪侵入、寒热相搏、痰浊内停，长期聚于身体某一部位而成，属中医学的“头痛”、“头风”等范畴。究其发病原因主要为肾虚不充，髓海失养，或肝肾阴虚，肝风内动，邪毒上扰清窍，痰蒙浊闭，阻塞脑络，血气凝滞。“头为诸阳之会”，总司人之神明，最不容邪气相犯，若感受六淫邪毒，直中脑窍或邪气客于上焦，气化不利，经脉不通，瘀血、瘀浊内停，上犯于脑并留结而成块，发为脑瘤。现代研究表明，当细胞受到致瘤因素如病毒、化学致瘤和射线等作用时，细胞中的肿瘤基因被活化，细胞的表型发生改变，肿瘤性状得以表达，使得细胞迅速扩增，从而形成肿瘤实体。目前认为，诱发肿瘤发生的因素有遗传因素、物理因素、化学因素和致瘤病毒。孙师常用经验方加味慈

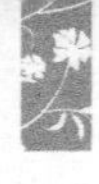

桃丸治疗脑瘤，该方由山慈姑、胡桃肉、菊花、天麻、全蝎、蜈蚣六味药物组成，针对脑部疾病具有补益肝肾、祛风化痰、活血通络、软坚散结之功效，标本兼治，气血兼顾，能祛邪不伤正，补虚不恋邪，气血渐盛，诸症渐缓，临床疗效确切。

（二）肺癌

肺癌的发生多见于邪毒外侵：外源性因素如化学致癌物、电离辐射、致瘤性病毒、霉菌毒素等或六淫之邪入侵，影响脏腑功能，气血运行受阻，痰湿毒瘀交结。《杂病源流犀烛·积聚癥瘕痃癖源流》对肺癌形成的病理机制作了精辟的论述："邪积胸中，阻塞气道，气不宣通，为痰为食为血，皆得与正相搏，邪既胜，正不得而制之，遂结成形而有块"。张景岳则认为：肺积主要由于正气虚损，阴阳失调，邪毒乘虚入肺，肺失宣降，气机不利，血行不畅，津失输布，聚而为痰，痰凝气滞，瘀阻脉络，致痰气血瘀毒胶结，日久而成肺积。孙师认为：肺为娇脏，气阴易于耗散，因此正气不足是肺癌发生的内在原因，外邪中又以燥邪最易伤肺，肺癌发生后，如不能及时治疗，又会耗气伤阴，使机体正气更虚，促使癌肿进一步扩散及发展。故中医治疗应以益气养阴为主，以豁痰顺气、化痰散结、清燥救肺为辅。

（三）肝癌

肝癌的发生多见于情志内伤：情志不遂，导致肝气失疏，气机郁滞，痰浊易于凝滞，血行不畅为瘀，痰瘀互结，脉络受损。孙桂芝教授认为情绪有积极和消极的区别，积极情绪可使人精神愉快、乐观、积极向上，因此开朗豁达是人类健康长寿的重要因素。反之，愤怒、憎恶、忧愁、焦虑、抑郁、痛苦、悲伤等消极情绪会导致人的生理和心理的一系列变化。那些长期情绪压抑，饱受悲观、绝望和低落情绪折磨的人，很容易患癌症和其他疾病，尤其是肝癌。中医“怒伤肝”的机制从西医学的角度看主要是激活交感神经系统，引起交感肾上腺髓质系统兴奋，内分泌系统被激活，血中肾上腺皮质激素、垂体后叶素等分泌增加，肝中儿茶酚胺浓度增高，肝脏缺血、缺氧，肝糖原耗竭，肝细胞自溶、坏死及基因突变，造成肝脏受损形成肿瘤。孙师结合中医病机，通过调理肝脾，使气通结散，中焦升降得复、水湿得布。治以疏肝健脾，以逍遥散或柴胡疏肝散加减，并配合健脾化湿、活血祛瘀药物。

（四）胃癌

胃癌的发生多见于饮食失调：饮食失调，损伤脾胃，水湿不化，凝聚为痰；或脾胃受损，气虚血瘀，进而痰浊、气滞、瘀血等积聚成癌。从西医学的角度看胃癌是胃

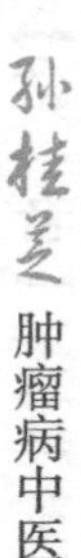

黏膜上皮细胞及肠化上皮细胞在致癌物质及遗传因素等致癌因素的作用下发生癌变而形成的恶性肿瘤。胃癌的病机以脾胃虚弱为本，气滞、血瘀、痰凝、毒结为标。孙师临证特别重视顾护中焦，即常以抗癌解毒为先，佐以调理气机，健脾开胃。如将生蒲黄、白芷、露蜂房、血余炭四药同用，共奏拔毒抗癌、消肿散结、祛腐生肌、化瘀止痛之功效，且祛邪不伤正，扶正不助邪；鸡内金、生麦芽、代赭石合用可理气消胀、化痰散积，切合胃癌之病机。

（五）食管癌

食管癌首因内伤饮食，其次是情志损伤，致肝脾肾功能失调，形成气滞、痰阻、血瘀阻滞食道，而致食管狭窄，或胃失通降，津枯血燥，食道干涩。现代研究认为，引起食管癌的相关危险因素主要有：进食含亚硝胺类较多的食物（如喜欢腌制酸菜）或霉变食品、长期喜进烫食（如潮汕人食管癌发病率高可能与长期喝功夫茶有关）、不良嗜好（如吸烟、饮酒）等。我国是食管癌高发地区，位居肿瘤死亡的第四位。孙师认为食管癌发病也与饮热酒有关，孙师常说："饮酒多膈证，尤其热饮者。"孙师治疗食管癌常用莪术、白术、威灵仙、郁金组成的二术郁灵方为主以健脾化痰活血、行气开郁润燥。

（六）乳腺癌

乳腺癌的病因重在情志抑郁致机体阴阳失衡，肝脾功能紊乱，气滞而痰凝、湿聚、血瘀，经络闭塞。据调查，性格内向且精神长期抑郁，就会常感到外界压力增大，而当这种压力得不到及时释放的时候便会对身体造成不利影响，成为导致癌症的重要因素。都市年轻女性面临激烈的竞争压力，精神长期处于应激状态，导致情绪上的不稳定和不平和。这些精神因素与不良生活方式加在一起对机体造成巨大的伤害。由此，孙师治疗乳癌多从肝脏入手，通过调理肝脾，使气通结散。

（七）大肠癌

中医文献中并无大肠癌的病名。依其临床表现，可将之归属于“肠覃”、“积聚”、“脏毒”等疾病中。大肠癌的发生系人体正气先虚，情志失调、饮食内伤、虫毒入侵致肠络损伤，痰浊、瘀血凝聚肠道所致。经研究证明，在各种因素中，以饮食因素最重要，大肠癌的发病率与食物中的高脂肪消耗量呈正相关系。另外，也可能与微量元素缺乏、生活习惯改变有关。清·王肯堂则言：“又有生平性情暴急，纵食膏粱，或兼补术，蕴毒结于脏腑，火热流注肛门，结而为肿。”本病的发生多因饮食不节，忧思抑郁，久泻久痢，劳倦体虚，感受外邪，湿毒蕴结等因素致脾胃受损，水谷精微不能运化输布，以致湿热内生，邪毒滞涩肠道，日久积聚成块。孙师多以黄芪建中汤扶正培本，并配合芍药汤加减即芍药汤去肉桂、大黄、黄芩，并加入秦皮清热燥湿、化瘀解毒。

二、病机特点

肿瘤病多是因虚而得病，因虚而致实，是一种全身属虚，局部属实的疾病。初期邪盛而正虚不显，故以气滞、血瘀、痰结、湿聚、热毒等实证为主；中晚期由于癌瘤耗伤人体气血津液，故多出现气血亏虚、阴阳两虚等病机转变。由于邪愈盛而正愈虚，本虚标实，病变错综复杂，病势日益深重。不同的癌瘤其病机上又各有特点：

脑瘤的本虚以肝肾亏虚、气血两亏多见，标实以痰浊、瘀血、风毒多见。肺癌之本虚以阴虚，气阴两虚多见，标实以气滞、瘀血、痰浊多见。大肠癌的本虚则以脾肾双亏、肝肾阴虚为多见，标实以湿热、瘀毒多见。肾癌及膀胱癌的本虚以脾肾两虚、肝肾阴虚多见，标实以湿热蕴结、瘀血内阻多见。脑瘤病位在脑，肺癌病位在肺，大肠癌病位在肠，肾癌及膀胱癌病位在肾与膀胱。但由于脾为气血生化之源，肾藏元阴元阳。孙师认为，癌瘤的发生发展，与脾、肾的关系最为密切。

症状学上，肿瘤对机体的影响是多方面的，有局部的也有全身性的。恶性肿瘤由于膨胀性生长压迫局部，例如压迫脑、垂体、脊髓、呼吸道、消化道等处器官时，往往有明显的压迫症状表现出来，如压迫肺脏引起呼吸困难，压迫胆道出现黄疸等。恶性肿瘤不仅有良性肿瘤一样压迫症状，而且还因他具有迅速生长和浸润能力，从而破坏性更严重；恶性肿瘤的浸润性生长常常破坏其邻近器官和组织，如子宫颈癌侵入直肠和膀胱，食管癌穿破入支气管引起吸入性肺炎，胃癌穿孔引起腹膜炎等；恶性肿瘤容易坏死、溃破、出血；慢性出血和癌细胞本身产生的毒素易引起机体贫血；有些内分泌器官的恶性肿瘤还可产生激素，如肾上腺的嗜铬细胞瘤，分泌缩血管的激素，引起阵发性高血压，胰岛细胞瘤分泌胰岛素，引起阵发性血糖过低；有些肿瘤还可以引起机体生物化学方面的改变，如胰腺癌与胃癌患者常有血液凝固性增高；晚期恶性肿瘤患者，往往出现恶病质，表现为身体进行性消瘦、体力衰退、多种系统功能衰竭等。

机体对肿瘤生长的影响也不可忽视。事实一再证明，机体存在着抑制肿瘤、杀灭瘤细胞的免疫机制。如个别恶性肿瘤在机体免疫力增强时可以自发消退，有的肿瘤经外科手术切除后，远处的转移也自然消失；有人发现乳腺癌、

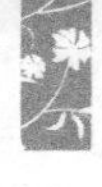

食管癌、胃癌等癌组织内淋巴细胞浸润明显者，患者生存期长，预后较好。许多实验证明，激素对肿瘤也有一定影响，如卵巢激素能促进动物乳腺肿瘤和女性生殖器官肿瘤的发生和生长，而睾丸激素则能抑制其生长。还有资料说明，机体的营养状态也可以影响肿瘤的发展，如食物的热量减低时，肿瘤生长变得缓慢，而食物中糖类、胆固醇、钾含量丰富时，肿瘤的生长态势增强；有学者还发现癌症患者如患了急性炎症或急性传染病时，癌症的发展减慢或受到抑制。

三、治未病

癌症的演化是复杂的，往往是多种因素共同作用的结果，疾病一旦形成，将很难控制和治愈。另外，由于恶性肿瘤具有浸润性生长的特性，在一些情况下，肿瘤虽经过手术切除或放射治疗，但在组织内可能残留一部分还具有活力的瘤细胞，成为日后复发的种子，经过一个或长或短的时期又重新生长繁殖，在原来的部位再次长成相同类型的肿瘤。

到目前为止癌症的复发机制，现在还不能完全解释清楚。有人认为可能与患者原来对该肿瘤细胞有一定免疫力，以后因某种原因这种免疫力下降有关。从手术到复发之间的时间，有人称为肿瘤细胞处在“休眠”状态。事实证明，肾癌、胃癌、乳腺癌有较长的休眠阶段，休眠5年的癌细胞不是罕见的。具有浸润性生长的肿瘤，不仅可以在原来发生部位上生长，而且可以通过多种途径扩散到身体的其他部位，甚至在多数器官内形成转移瘤。但转移瘤的形成绝不仅仅是癌细胞在局部停留并继续繁殖的结果，而是以机体的免疫性、癌细胞的数量与活性，以及所停留局部的环境是否合适等多种条件为依据的。临床常见有些恶性肿瘤长期生长而不发生转移；不少恶性肿瘤的早期，在患者血液中即可查出癌细胞，但很久都未见转移，而当机体情况有了改变，例如手术摘除原发瘤后，机体免疫功能受到抑制，可很快出现多发性转移。转移在许多情况下和局部解剖结构有关，如进入门脉系统的瘤细胞首先转移到肝脏，通过大循环静脉系的瘤细胞首先转移到肺。肿瘤转移还有明显的器官选择性，如肺癌常转移到脑和肾上腺。另外，一些物理因素也可促进肿瘤转移，如对一个肿瘤的过度按摩、穿刺、挤压、注药、抽吸等。肿瘤转移的发生，常是死亡的重要原因之一。因此，如能控制转移的发生，对延长患者生命具有重要意义。

将中医“治未病”的思想理念运用于肿瘤的防治中，是预防肿瘤发生、防止肿瘤病情发展的重要途径，并对促进患者的康复，提高患者的生存率有着重要的意义。“治未病”是中医预防医学思想的高度概括，见于《内经》的多篇章节中，意指采取预防或治疗手段，防止疾病的发生、发展。治未病是中医治则学说的基本法则，也是中医预防保健的重要理论基础和准则。在疾病的预防、诊治方面都有重要意义。

1.“治未病”涵义

“治未病”是古代医家对疾病提出的预防学术思想，包括预防疾病的发生和当疾病发生后如何控制，不使其进一步加重。

孙师的“治未病”思想是在古代医家的疾病预防理论基础上提出来的，包括以下几点：

防治癌病变前期的发生：恶性肿瘤的发生是一个逐渐演变的过程，人体某些器官的一些良性病容易出现细胞异常增生，具有恶性变化倾向，这些异常增生具有癌变倾向的病变称为癌前病变。例如，乳腺病、直肠的家族性乳头状腺瘤、慢性胃溃疡、肝硬化、皮肤的黑痣及皮肤黏膜综合征等。

肿瘤病重在预防。如《素问·四气调神大论》云：“圣人不治已病治未病，不治已乱治未乱；夫病已成而后药之，乱已成而后治之，譬犹渴而穿井，斗而铸锥，不亦晚乎”。孙师认为，肿瘤由多种因素所致，在正气虚弱，脏腑阴阳气血失调的基础上，外邪入侵，痰、湿、气、瘀、毒等搏结日久，积渐而成。因此，在肿瘤尚未发生之前，针对可能导致肿瘤的各种原因，如遗传因素、免疫因素、慢性疾病等内因，亦包括有毒致癌物侵袭等外因，加以防范。

另外，要重视摄生。即：调情志、适起居、节饮食、慎劳作，长养正气，防止病邪的侵袭。即“法于阴阳，和以术数，食饮有节，起居有常，不妄作劳，故能形与神俱，而尽终其天年，度百岁乃去”。主要手段包括按摩、拔罐、食疗、针灸、书画、气功、情志、药物等养生保健方法。

2. 防止肿瘤的复发和转移

中医对癌瘤转移的认识，可以追溯到《内经》。《灵枢·百病始生》篇云：“虚邪之中人也……留而不去，则传舍于络脉……传舍于肠胃之外、募原之间，留著于脉，稽留而不去，息而成积。或著孙脉，或著络脉，或著经脉，或著输脉，或著于伏冲之脉，或著于膂筋，或著于肠胃之募原，上连于缓筋……”

转移是恶性肿瘤的组织细胞最显著的生物学特性，是恶性肿瘤的最本质的表现，亦是当今恶性肿瘤基础和临床研究中仍未攻破的难题。临床大量资料表明，恶性肿瘤最

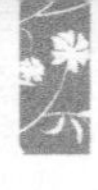

终导致病人死亡的往往不是原发灶所属的组织器官和脏器，而是广泛浸润和转移，以致多脏器损伤、功能衰竭。目前，恶性肿瘤的转移是90%患者死亡的原因，抑制肿瘤转移是现阶段治疗恶性肿瘤所面临的首要问题。

根据“治未病”思想，一脏有病可以影响相关的脏腑，联系脏腑之间存在的生克乘侮关系，先治或先安未病脏腑，以阻断疾病的传变途径，防止疾病的蔓延，使其朝着痊愈的方向发展。所谓“见肝之病，知肝传脾，当先实脾”，提高未侵犯部位的正气，从而消除肿瘤的转移基础，起到防止其转移的作用。

另外，尽管一部分患者可以进行根治手术，但是总体的5年生存率仍只有50%～60%，约2/3接受过根治手术的患者可发生复发或远处转移，且85%的复发和转移发生在术后两年内。因此，对于大多数肿瘤病患者，术后防止复发仍是肿瘤病治疗过程中需要关注的问题。

3. 普及肿瘤常识

普及肿瘤知识也非常重要。使得病人重视自身健康，做到细微体察，切勿在疼痛难忍或出血时才就诊，这样往往造成患者更大的痛苦，误了有病早治的时机。随着时代的发展，我们身边的致癌因素也在不断增多。最多见的有白血病，白血病是由于长期暴露在电离辐射条件下且无防护所致；在室外作业的人员中，头颈部发生皮肤鳞状上皮细胞癌和皮肤基底细胞癌的几率高于通常室内作业的人员；随着服装样式的变更和休假活动范围的扩大，及紫外线照射和阳光灼热等情况的差异，患黑色素癌和皮肤癌的患者也随之增多；长期接触低剂量甲醛，可引起鼻咽癌、结肠癌、脑癌、白血病等；苯是一种无色具有特殊芳香气味的液体，家庭和写字楼里的苯主要来自建筑装饰中使用的油漆、各种黏合剂、低档和假冒的涂料等，而苯化合物已经被世界卫生组织确定为强烈致癌物质；氡是天然产生的放射性气体，无色、无味，不易察觉，现代居室的多种大理石建材和装饰材料都会产生氡，在高浓度氡的作用下，机体出现血细胞的变化，同时氡对人体脂肪有很高的亲和力，特别是氡与神经系统结合后，危害更大。

个人生活习惯也与癌症发病有关，如吸烟多的人肺癌、唇癌发病率增高。另外，癌症临床病例证明，职业与某些癌症发病率也有关系。如英国清除烟囱的工人多易患阴囊癌；涂表盘的工人用上嘴唇舔笔刷，将放射性物质带入体内易使之发生骨癌；从事铀矿和化工等工作的工人，接触苯胺染料和石棉的人患癌率也较高。鉴于上述情况，了解既往病史至关重要。

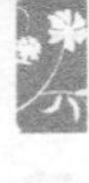

四、扶正培本

（一）孙师基于扶正培本思想对恶性肿瘤复发转移的文献阐释

《灵枢·百病始生》篇云：“……留而不去，传舍于胃肠之外，募原之间，留著于脉，稽留而不去，息而成积。或著孙脉，或著络脉，或著经脉，或著输脉，或著于伏冲之脉，或著于膂筋，或著于胃肠之募原，上连于缓筋，邪气淫泆，不可胜论。”留者，瘤也。

这可能是中医学对恶性肿瘤转移的最早记载。有关淋巴结转移的描述最早见于《外科正宗》，书中载：“失荣者，其患多生于肩之上，初起微肿，皮色不变，日久渐大，坚硬如石，推之不移，按之不动，半载一年，方生隐痛，气血渐衰，形容瘦削，破烂紫斑，渗流血水，或肿泛如莲，秽气熏熏，昼夜不歇，愈久愈大，越溃越坚，犯此俱为不治……”这与恶性肿瘤颈及锁骨上区的淋巴结转移类似。

扶正培本是孙师重要学术思想之一。孙师认为：恶性肿瘤发生的病机关键在于正气不足，邪毒内结；加之临床上采用放化疗术，在抑制或消灭癌细胞的同时，对人体消化、造血、免疫等带来伤害，极大地损耗了患者的正气。而正气不足之关键又在于脾虚、肾虚和气血亏虚。脾为气血生化之源，肾主骨生髓，脾肾亏虚则气血两虚。气属阳，气虚日久则阳虚；血属阴，血虚日久则阴亏。同时气、血、阴、阳的亏虚均可导致血失温运或血脉枯涩而瘀血内结或脾失运化而痰湿内生。说明正气亏虚，正不抑邪为癌症复发转移的病机关键。对此，孙师认为防治肿瘤复发转移应以扶助正气增强抗病力，并根据正邪消长适时攻补为原则。

为了提高机体正气，同时降低化疗药物的毒性反应和增加机体对化疗药物的耐受性，孙师根据中医学脾肾为先后天之本，脾统血、肝藏血和肾主骨藏精生髓的理论，以党参、白术、菟丝子、女贞子、枸杞子、补骨脂制成冲剂——健脾益肾冲剂，合并化疗治疗晚期胃癌，取得较满意效果。能减轻化疗病人的全身及消化道的毒副反应，对造血细胞有促进增殖的作用，还能提高机体免疫力。远期疗效观察，三年和五年生存率分别为79.41%和55.31%，明显好于单纯化疗组。

（二）扶正培本结合活血化瘀通滞

肿瘤病人的甲周微循环和指尖容量脉波，显示不同程度的毛细血管动脉痉挛或变细，管袢减少，甚至看不到毛细血管袢，有的有毛细血管瘀滞，呈现断续现象。给予活血化瘀治疗后，紫舌现象和上述的微循环障碍有明显改善，全身症状、体征也有所好转并趋稳定。此外，活血化瘀药还能减少血小板的凝集和黏度，使血流增速、癌细胞不易在血流中停留、聚集、种植，从而减少了转移。

孙师常用的活血化瘀药物有：三棱、莪术、三七、川芎、当归、丹参、丹皮、赤芍、红花、元胡、乳香、没药、穿山甲、五灵脂、川楝子、全蝎、蜈蚣、僵蚕、土鳖虫等。血瘀证候在肿瘤生长、侵袭和转移的不同阶段都普遍存在，但它在不同发展阶段证候变化会有不同特点，在肿瘤发展过程中所处的地位也会有所改变，因而不同时期应用活血化瘀方药对肿瘤的最终发展也会有所不同。因此，只有深入研究肿瘤患者不同阶段血液流变学的变化规律、血瘀证候的变化特点，才能按照中医辨证论治的原则正确选用活血化瘀方药，获得满意的疗效。

（三）适时攻补

《景岳全书》提出了攻法、补法的治则：治积之要在知攻补之宜，而攻补之宜当于孰缓孰急中辨之。凡积聚未久而元气未损者，治不宜缓，盖缓之则养成其势，反而难制，此其所急在积，速攻可也。若积聚渐久，元气日虚，此而攻之，则积气本远，攻不宜急，胃气切近，先受其伤，愈攻愈虚。《医学心悟·积聚》更明确提出了按初、中、末三阶段治疗积聚，书云：治积聚者，当按初、中、末之三法焉，邪气初客，积聚未坚，宜直消之，而后和之；若积聚日久，邪盛正虚，治法从中，须以补泻相兼为用；若块消及半，便从末治，即住攻击之药，但和中养胃，导达经脉，俾荣卫流通，而块自消矣。

这些经文精辟地阐明了恶性肿瘤演变过程中根据正邪消长制定相应治则，补益攻伐相间而进，以遏制恶性肿瘤转移的恶性病理演变。

（四）扶正化瘀思想防治恶性肿瘤复发转移的科研成果

Th17 和 Treg 在肿瘤发展不同阶段可能会发挥不同的作用。在肿瘤发展的早期，Th17 细胞可能发挥促炎症作用，从而抑制肿瘤生长的作用，但随着肿瘤的进展，炎症不能得到缓解而异常分泌细胞因子，就会发挥促肿瘤的作用。而 Treg 细胞在正常情况下，发挥着维持机体内环境稳定，预防自身免疫病，控制移植排斥的重要作用，但随着肿瘤的进展，表达水平会不断提高，进一步造成免疫耐受，抑制了机体对肿瘤的免疫功能。Treg 与 Th17 之间受细胞因子的影响而发生相互转化，因此，Treg 与 Th17 之间的动态失衡最终导致免疫逃逸和肿瘤转移。

孙师根据肿瘤复发转移的病机关键——气虚血瘀，在 2004 年中标完成的国家自然科学基金课题“活血药、益气活血药对肿瘤转移干预作用及机制比较研究”和 2007 年中标的国家自然科学基金课题“活血药、益气活血药对肿瘤转移中调节性T细胞介导的免疫重塑差异研究”中观察了和血、活血、破血药的代表药物丹参、苏木、水蛭，配伍不同剂量的益气药黄芪对肿瘤转移的影响，结果显示：益气药配伍活血药对小鼠Lewis肺癌的肿瘤复发转移有一定的抑制作用。对其作用机制研究显示：

（1）益气活血药可以降低Treg细胞表达，同时调整Treg相关的转录因子RORγt/Foxp3的表达及细胞因子IL-17、IL-23的分泌水平。

（2）Treg及分泌的细胞因子与Th17细胞的表达和功能密切相关。从而得出，调控Treg/Th17之间的平衡是逆转肿瘤转移的新策略。因此，基于气虚血瘀的病机和扶正化瘀的理念，利用益气活血药调控Treg/Th17平衡和相关的转录因子RORγt/Foxp3，细胞因子IL-17、IL-23表达，可能是防治肿瘤复发与转移新思路。

五、中西结合

在古代医疗条件下，对癌症治疗的疗效如何，没有系统医案可供借鉴，但在实践中应用的许多古方古法和药物提示我们，治疗得法可延长寿命。古人积累的实践经验和理论知识，有待我们继承和发扬光大，并用现代医学科学技术手段加以整理和研究，推陈出新。因此，除沿用中医传统疗法外，还应在中西医结合治疗方面创出治癌的新思路。

1. 中西医思想文化和思维方式的差异

在思想文化和思维方式上，中医与西医由于植根的文化背景不同，所以思维方式存在着差异。中医思想主要特征是整体观和辨证论治，而西医崇尚部分还原方法和辨病论治。中医思维强调认识从感性直观上升到理性直观，而西医思维则从感性认识上升到理性认识；中医采用直接观察人体之方法，而西医主要借助仪器间接观察机体变化；中医试验方法简便直观，而西医实验方法复杂严谨。尽管体系各异，方法迥别，各有其优势和缺陷，但中医必将随着科学的发展和认识的深入而取得长足的发展。

2. 中西医研究对象的不同

在研究对象上，中医学之研究对象偏重于人与自然之关系，中国古代先哲认为人类生存的目的是适应自然，并与自然界保持一种动态平衡。例如，人必须适应自然界四时气候、昼夜晨昏的变化，人从南方到北方或从北方到南方后都有一段时间去适应当地气候，人类只有认识自然界之规律，才能够更好地适应自然，有利于生存发展。而西医由于把动态的生命过程静止在一点上，忽略了自然因素之影响，简化其研究条件，借用现代先进的科学技术成果

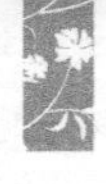

提高了研究速度，从而加速了医学科学化的进程。但必须指出静体与活体是不能同等的，最终还需要回到整体动态作用条件及其复杂的人的层面上来。如西医在对人体脏器形态结构的研究中，采用的是对尸体固定标本组织的解剖直观观察，结合理性分析与归纳整合相结合的方式与方法，精确的位置定位、形态描述、周边比邻，以及组织－细胞－分子－亚分子－原子等深层次划分，可以说是西医研究方式方法的优势，但所得出的结论只能作为正常活人人体形态学的参考，而对活体中内脏生命活动的许多现象则无法了解，即便有所了解，也仅是单脏器生命现象的直接反映。生命现象常为人体多脏器、多功能的综合反映，有的无法从形态的直观中探知，何况有的则根本与结构无直接联系。而中医对人体形态结构的研究采用的是在古代人体观测的基础上，结合天人相应理论和人们的主观体验，以“类比”等朴素分析方法得出结论，所强调的活体性、整体性和内部结构的功能综合性是其优势，但缺乏对器官组织的精确认识与深层次的探索。

3. 中西医临床方面的差异

在临床方面中西医各有其特有的优势，盲目地认为“中医治本，西医治标，中医见效慢，西医见效快”，都是错误的。中医重视整体调节，重视人与自然的和谐统一，从整体上把握生命与疾病的运动，又从运动中诊察人体内部以及人与自然的联系，体现了治病求本的原则。但如对于一个发烧病人，西医不去退烧，而是让他先去验血，观察有没有病原体感染，不也体现了治病求本么。再者，西医从基因变异认识和治疗疾病，其实也是求本的体现。中医察舌、切脉、望神、问诊等诊察内容，是中医学的长处和优势，舌诊、脉诊简便易行，无创获取信息，舌象和脉象反映出整个人体生命活动中的生物信息，对病证的诊断具有肯定的价值，但不足的是缺乏客观的量化标准，比如舌质红到什么程度为“红舌”，不同的医生可能有不同的主观认识，在诊查手段的细微性和准确性方面，西医学就显露出特有的优势。

孙师对弟子始终强调：中医临证时应勤求古训、精于辨证，在判明病因、病位、病性、病势基础上，继而以理寻法，依法制方；同时在潜研医理时要融通新知、学贯中西、博采众长，通过一切途径学习和了解现代肿瘤医学相关知识和研究进展，如病因学、病理生理学、解剖组织学等，懂得其诊断和治疗方法，使辨病方法更加细致、深入、准确。坚持走中西医结合道路。另一方面，病证结合才能正确处理整体与局部的关系，辨病掌握疾病的基本矛盾，确定该病的基本疗法，辨证抓住疾病在某阶段的主要

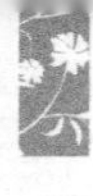

矛盾，这样才会收到预期的治疗效果。

孙师本人也正是在此基础上，形成了对肿瘤的中西医临床分型和辨证论治相结合的独到见解，并贯穿于其诊治过程中。以肺癌为例，中医学认为肺癌主要由于气、血、痰、火结于胸中，肺失宣降，津液不布，聚而成痰，痰凝气滞，阻塞肺络，痰与瘀血相互搏结，变生肿块所致。正如《杂病源流犀烛》指出："邪积胸中，阻塞气道，气不得通，为痰为血，皆邪正相搏，邪即胜，正不得制之，逆结成形而有块。"并且，因人体正邪的盛衰和肿瘤患者体质的不同，在肺癌发展中往往病机虚实错杂，病情缠绵，病证多端，就加重了临床诊断和治疗的难度，因此将中医药对本病的诊治与西医学临床相结合，使中医辨证更加直观化、客观化就显得尤有意义，也成为摆在临床工作者面前的一个难题。传统中医理论体系的核心是辨证论治，但通过结合望、闻、问、切而对疾病做出的证候判断，往往带有极大的医师个人经验及主观认识，而西医对疾病的认识是建立在病因、病理及实验室检查基础上，所以若能将中医证型与西医病理及实验室结果建立起一定的联系，则能从其中寻找到中医证型的规律性，从而找到客观规范化辨证的可能；另外，将中医处方用药与西医病名、病理分型相结合，则可能为客观规范化治疗寻求新的途径。

孙师认为，中医证型与组织病理学的关系在于：肿瘤的病理学类型不同，细胞组织生物学行为就有所不同，表现于外，就宏观地呈现出不同的中医证型。如贾桂娈等观察 80 例肺癌患者中，鳞癌以痰湿阻滞型为主，腺癌以阴虚内热型为主，未分化癌则多表现为气血瘀阻型。

基于以上，本人将孙师收治的 60 例中晚期原发性周围型肺癌的组织病理学类型及中医临床证型资料进行归纳。研究病理分型与中医证型和常用处方间的相关性，分析和挖掘研究其诊治肺癌的临床思维模式、诊疗规律和用药经验。结果证明，原发性周围型肺癌病理分型与中医证型和常用处方之间存在着一定的内在关系：鳞癌多表现为气血瘀滞型；大细胞肺癌多表现为阴虚痰热型，小细胞肺癌多表现为痰湿蕴肺型，腺癌多表现为以阴虚为本，兼有气虚或痰热。结合现代病理学认识，这可能因鳞癌易侵犯纵隔，造成气管、支气管狭窄，继而气道阻塞，并压迫心脏和大血管，使血液循行不畅，因此多辨证为气血瘀滞。未分化癌的肿瘤细胞可突入肺泡腔，并能分泌黏液，这与脾气虚弱，运化无权，致水湿痰浊内停相一致，因此，多辨证为脾虚痰湿。腺癌和其他类癌易发生转移，这在病人因肺肾阴精亏虚、正气抗邪能

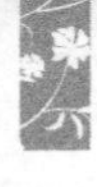

力减弱时发生，因此多以阴虚为本，辨证为阴虚痰热或气阴两虚。

附："60例中晚期肺癌患者组织病理分型与中医证型和常用处方间相关性分析实验"内容：

1. 临床资料

（1）一般资料：60例病例为2011年8月至2011年12月门诊收治，全部经临床、病理或组织细胞学证实为中晚期周围型肺癌病人；失去手术治疗机会或虽经手术而复发的病人。其中男37例，女23例；年龄29～67岁，平均年龄58岁。病例资料、处方用药记录清楚、完整。治疗1月为1个疗程，共观察3个疗程；治疗中证型若有转化则计入转化后的证型当中；统计3个疗程的所有处方。

（2）组织病理分型：具体病理类型如下：鳞癌22例、腺癌18例、小细胞肺癌12例、大细胞肺癌8例。

（3）中医辨证分型标准：参照普通高等教育"十一五"国家级规划教材《中医内科学》。将肺癌分为气血瘀滞、痰湿蕴肺、阴虚痰热、气阴两虚4种证型。其中表现为：咳嗽不畅，胸闷气憋，胸痛有定处，如锥如刺，或痰血暗红，口唇紫暗，舌质暗或有瘀斑，苔薄，脉细弦或细涩为气血瘀滞型。咳嗽，咯痰，气憋，痰质稠黏，痰白或黄白相兼，胸闷胸痛，纳呆便溏，神疲乏力，舌质淡，苔白腻，脉滑为痰湿蕴肺型。咳嗽无痰或少痰，或痰中带血，甚则咯血不止，胸痛，心烦寐差，低热盗汗，或热势壮盛，久稽不退，口渴，大便干结，舌质红，舌苔黄，脉细数或数大为阴虚毒热型。咳嗽痰少，或痰稀而黏，咳声低弱，气短喘促，神疲乏力，面色㿠白，形瘦恶风，自汗或盗汗，口干少饮，舌质红或淡，脉细弱为气阴两虚型。

（4）常用方剂：以下方剂经加减后并相互配合使用：血府逐瘀汤、清燥救肺汤、百合固金汤、小陷胸汤、瓜蒌薤白半夏、沙参麦冬汤。

（5）统计学方法：对不同中医证型、主治方剂与组织病理类型之间的相关性采用 χ^2 检验进行比较分析，数据用 SPSS10.0 软件包处理。

2. 结果

（1）组织病理类型与中医证型间的相关性：综合 3 个疗程可见，在四种证型中，以气血瘀滞最为多见，占全部病例的 26.83%（22/82）。不同中医证型的病理类型具有统计学意义（见表 1），其中鳞癌占气血瘀滞型的 63.64%（14/22），肺泡细胞癌占阴虚痰热型的 40.00%（8/20），未分化癌占痰湿蕴肺型的 44.44%（8/18），腺癌多表现为阴虚为本，兼有气虚或痰热。见表 1。

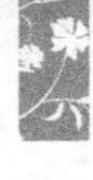

表1　中医证型与组织病理学之间的关系

病理分型	气血瘀滞	痰湿蕴肺	阴虚痰热	气阴两虚	合计
鳞癌	14	6	6	8	34
腺癌	1	1	4	4	10
小细胞肺癌	2	8	2	8	20
肺泡细胞癌	5	3	8	2	18
合计	22	18	20	22	82

注：χ^2=10.854，P=0.013，提示不同的中医证型的病理类型具有统计学意义。

（2）常用方剂与病理类型间的相关性：不同病理类型的常用方剂如下：血府逐瘀汤在鳞癌常用方中使用率最高，占56.41%（22/39）；沙参麦冬汤在腺癌常用方中使用率最高，占50.00%（8/16）；清燥救肺汤与百合固金汤在大细胞肺癌常用方中使用率最高，分别占36.73%（18/49）和28.57%（14/49）；瓜蒌薤白半夏汤在小细胞肺癌常用方中使用率最高，占52.27%（23/44）。见表2。

表2　针对病理分型常用方剂及使用频次

常用方剂	鳞癌	腺癌	小细胞肺癌	大细胞肺癌	合计
血府逐瘀汤	22	3	3	3	31
清燥救肺汤	5	2	1	18	26
百合固金汤	3	2	2	14	21
小陷胸汤	3	0	12	3	18
瓜蒌薤白半夏汤	3	1	23	3	30
沙参麦冬汤	3	8	3	8	22
合计	39	16	44	49	148

注：χ^2=10.303，P=0.015，提示不同病理类型的常用方剂具有统计学意义。

结论：本次探讨将孙桂芝教授收治的60例中晚期原发性周围型肺癌的组织病理学类型及中医临床证型资料进行归纳。研究病理分型与中医证型和常用处方间的相关性，目的在于分析和挖掘研究其诊治肺癌的临床思维模式、诊疗规律和用药经验。结果证明原发性周围型肺癌病理分型与中医证型和常用处方之间存在着一定的内在关系。

六、整体观念

孙师认为，肿瘤从来就不是一个局部的病理改变，肿瘤的发生除肿瘤细胞自身存在众多的基因表达改变外，它更是一个全身性疾病的局部反应，是机体作为一个生物系统的整体平衡失调的结果。肿瘤是一个系统性疾病，其特征是局部细胞的异常生长，但这是以全身改变为背景的。目前，尽管治疗肿瘤的手段多种多样，采用了诸如手术、化疗、放疗以及免疫治疗等多种方法，但是预后方面仍不理想，因为在杀除肿瘤的同时，也对免疫功能造成进一步损害。因此，基于整体观念的中医学将越来越受到关注。

中医学整体地看待人体和肿瘤病，认为人是一个统一体，恶性肿瘤是全身性疾病的局部表现。对肿瘤病因病机认识是凭借“证”，即“辨证求因”的整体观。强调内因即正气在恶性肿瘤发生、发展和转归过程中的决定作用，而外因则是重要条件。如明代李士材《医宗必读》中指出"积之成者，正气不足而后邪气踞之"。《外证医案》更明确地指出"正气虚则成岩"。其基本病理变化为全身脏腑阴阳气血失调，正气内虚，气滞、血瘀，痰结、湿热毒等相互纠结，日久积滞而成有形之肿块。病理属性总属本虚标实。多是因虚而得病，因虚而致实，是一种全身属虚，局部属实的疾病。

肿瘤病属于全身性疾病，其产生和发展往往是由诸多因素所决定的，许多疾病用简单的一病一方往往达不到预期的临床效果。孙师认为，在整体观念的指导下，将四诊（望、闻、问、切）所收集的资料，以及影响疾病的诸多因素如节气、居处、体质、性情、生活习惯等做一个综合的分析考量，辨清疾病的原因、性质、部位以及邪正之间的关系，从而找出疾病的本质，得出辨证结论，确定证候类型，在此基础上制定全面的切合临床实际的治疗方案。如老年人，因其气血衰少，生机减退，治疗时，在虚证宜补的同时，因存在血瘀邪实需攻者，就要特别注意配方用药，多用莪术、威灵仙、丹皮、虎杖、鸡血藤、红藤、红花、桃仁等作用和缓的活血类草药；而对于中青年气血充盛，尚耐攻伐者，可加用全蝎、蜈蚣、穿山甲等活血通络的虫类药物。

【第二章】
治 则 治 法

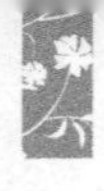

孙师研医和育徒始终遵循知行合一，欲想成良医必先有良知，即坚实的理论基础。在孙师指导下，博士后两年的学习生涯中我先后阅读了多本中西医肿瘤学专著。同时，孙师更强调学以致用，即所学到的理论知识最终都要应用到临床实践中去。临床实践是检验学习效果的唯一途径。通过对临床医案的分析与整理，我们将孙师中医肿瘤临床治疗的原则和方法总结如下：

第一节　点面结合，病证相参

孙师说：经常有这样的情况，同样的病理分期，同样的治疗手段，有的人很快复发，有的人生存时间很长，甚至治愈。又比如，有些肝癌患者，做了肝移植，按说已经把产生肝癌的“土壤”换掉了，但过了一段时间，有的人又患了肝癌，或发现了转移灶。还有，共同的生活环境，共同的饮食习惯，有些人就患了肿瘤，更多的人却很健康，与肿瘤无缘。所以，肿瘤不仅仅是局部问题，还是全身的问题。对于全身整体功能失调，应积极地予以纠正，即辨证治疗。

恶性肿瘤是全身性疾病，而瘤灶是全身病变的局部表现，因此应局部与全身并重，点面结合，根据各种肿瘤的不同部位及不同肿瘤细胞的生物学特性，选择相应的抗癌解毒药物对“病”治疗，达到消除瘤灶，保全整体的目的，称之为“辨病施治”。如：食道癌一般可选石见穿、石上柏、黄药子、急性子；胃癌一般可选白花蛇舌草、半枝莲、铁树叶等。

现代科学技术的发展，弥补了中医在诊断和治疗方面的不足，在对疾病作出明确诊断后以制定更加完善的治疗方案方面，西医学提供了大量的科学依据和条件。运用现代科学的理论和工具，通过物理、生化等各方面的检查，可以比较明确地阐明疾病发生的原因、病理变化以及组织细胞的损害程度等，作出比较准确的诊断和从病因学的角度上找出治疗的依据，消除致病因素，促进机体修复，确定治疗原则。辨病治疗是中医治疗学的重要补充。因此，必须把辨证与辨病有机地结合起来，进行综合性的诊断和治疗，既照顾到整体，又注意到局部。

第二节 治病求本，攻补兼施

正邪冲突始终贯穿在肿瘤发展与治疗的全过程中。治疗的根本目的就是“扶正祛邪”，以改变正邪的力量对比，从而达到邪去正复，疾病向愈的目的。因此，对于肿瘤的治疗，一方面选用抑制肿瘤有效的药物，根据辨证及辨病的情况，或活血化瘀，或清热解毒，或消痰散结，或通利攻逐，攻癌祛邪；另一方面也必须加强机体的抗癌能力，施以补益，这样扶正与祛邪二者相结合，祛邪而不伤正，扶正而不助邪。

对于肿瘤来说，正虚往往是全身机能的衰弱，邪实往往是局部的实邪，即癌块，在这一点上，也体现了整体与局部的关系。因此在临床治疗中，既要辅助正气，增强机体的抗病能力，又要祛除病邪，使癌肿在体内缩小或消失。祛邪和扶正都是为了一个共同的目的，二者不可偏废。一般来说，应根据邪正消长的情况，或“先攻后补”或“先补后攻”亦或“攻补兼施”。

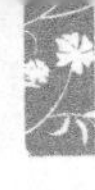

第三节 衡量主次，标本兼治

标本体现了肿瘤疾病的主次和轻重缓急。“知标本者万举万当”，因此在肿瘤病的治疗中应紧抓这一矛盾，分析病情和施治用药得当，可最大程度地改善病情。标本理论首先见于《内经》:“治病必求于本。”在一般情况下，总是先治其本，而后治标，只要治好了本，标就迎刃而解了。但肿瘤疾病的发展是复杂的，有时标症也可转化为矛盾的主要方面，就需要把标症列为主要矛盾来解决，这就是急则治其标的原则；一旦标症缓解，急当治本，这就是“缓则指其本”的原则。手术切掉的瘤灶，只是肿瘤的“标”，而导致肿瘤的内环镜，是“本”，“本”决定了肿瘤将来的走向。

对“本”的调节，中医药有它独特的优势，中医药是对产生肿瘤的内环境进行整体调整；中西医结合起来，可以从微观和宏观两个层面对肿瘤进行“围追堵截”、“标本兼治”。治疗方式上，鉴于肿瘤是很复杂的疾病，对于早期的肿瘤，如早期肺癌、乳腺癌、肠癌等，要积极手术；

对化疗敏感的肿瘤，如小细胞肺癌、淋巴瘤等，要积极进行化疗；对放疗敏感的肿瘤，如鼻咽癌、食道癌等，要积极采取放疗措施；而对不能手术，对放、化疗又不敏感的肿瘤，或老年、体弱病人，应采用中医治疗等。中医有助于预防早期肿瘤的术后复发；放疗时结合中医治疗，可以益气、养阴、活血，减轻放射性损伤；化疗病人用中医辅助治疗，可以益气养血、降逆止呕，减轻胃肠道反应等。值得一提的是，中医治疗应越早越好，不要等到病情晚期，此时往往中医虽能辨证治疗，但已是“杯水车薪”了。

第四节　组方与选药

处方用药是在明确诊断之后进行施治的最后步骤。处方用药时应以证组方，据法用药。整体与局部配合，用方用法以虚为本，以症为标，调整正气，培益元气，托毒外出，不伤正气，才能达到最佳目的。孙师治疗肿瘤处方有以下三种方式：

一、辨病＋辨证＋抗癌用药

比如治疗食道癌时，孙师就以莪术、白术、威灵仙、郁金组成的二术威灵方为基本方，该方有健脾化痰活血、行气开郁润燥之效，是针对局部气滞痰瘀互结的瘤块所设，属“辨病论治”的范畴。之后围绕基本方，根据证候的不同进行加减：若痰多咳吐量多属痰浊内阻者，加瓜蒌、半夏或配合二陈汤、五苓散以助化痰之力；若胸膈疼痛，固定不移，长期饮食不入，面色黯黑属瘀血内结者加乳香、没药、丹参、赤芍、三七或虫类药如天龙、干蟾皮等或用桃红四物汤以破结行瘀；如口干咽燥，渴喜冷饮，大便干结属津亏热结者配合沙参麦冬汤以养阴清热。最后再加入抗癌中药：白花蛇舌草、半枝莲、鱼腥草、蒲公英、土贝母、石见穿、石上柏、黄药子等。

二、辨证 + 辨病 + 抗癌用药

在常规辨证论治的基础上辨明阴阳气血亏虚的不同及湿、痰、热、瘀、毒之邪的殊异，然后组方用药。如乳腺癌肝郁气滞证用丹栀逍遥散或柴胡疏肝散合桔叶汤，肝肾阴虚者用六味地黄丸合七制香附丸治疗。若阴亏过甚，舌红而干，酌加石斛、玄参、麦冬；若心神不宁，而见心烦不寐者，酌配酸枣仁、炒栀子、合欢皮；若肝肾阴虚，头目失养，而见头晕目眩者，加菊花、女贞子、熟地、钩藤、天麻等；若阴虚火旺，五心烦热，骨蒸潮热者，酌配知母、地骨皮、青蒿以滋阴退热；若两目干涩，视物昏花，加枸杞子、女贞子。并配合抗癌中药如白花蛇舌草、半枝莲、白芷、蜂房、浙贝母、山慈菇、炮山甲、鳖甲等。

这种方式治肿瘤虽然也包含局部对症、整体辨证和抗癌专攻三项基本法则，但与上述方式不同的是局部对症和整体辨证先后的问题。因二者针对情况不同，先辨证后辨病，适用于整个疾病的治疗过程中，以全身症状表现较重，或局部症状虽重，但仍可耐受的病理状态；先辨病后辨证，适用于疾病过程中，初起局部症状表现较重不能耐受或局部症状改善后对整体病情可起到明显缓解作用的病理状态。

三、重视顾护中焦

除此之外，孙师还特别重视顾护中焦，即常以抗癌解毒为先，佐以调理气机，健脾开胃。孙师经过反复摸索，与现代研究相结合，研制了疗效显著的经验方药。最典型的例子就是：

1. 藤梨根、虎杖

（1）藤梨根：性寒，味苦，归肺、肝、胃、脾、大肠经，具有败毒抗癌、清热消肿等作用。《陕西中草药》载："藤梨根具有清热解毒，活血消肿，抗癌，治疮疖、瘰疬之功效"；李昊等研究了藤梨根对人胃低分化腺癌BGC-823细胞的影响，发现其对胃癌细胞有明显的杀伤作用；卫培峰等的动物实验结果证明，藤梨根可有效诱导鼠胃癌细胞的凋亡。另外，藤梨根还可健胃、活血止血、消肿生肌，可谓是解毒不伤正的佳品。

（2）虎杖：性寒，味苦，归肝、胆、肺经，具有利湿退黄、破瘀通经、泻下通便之功效。《日华子本草》载："虎杖可排脓，主疮疖痈毒，扑损瘀血，破风毒结气"。

《千金方》指出其可治腹内积聚、癥瘕积聚、脓毒恶疮。现代实验研究表明，虎杖中分离得到的顺、反式白藜芦醇可特异性抑制多种肿瘤细胞的生长，对正常肝细胞毒性很小，可能通过作用于细胞的骨架结构蛋白来干扰细胞的有丝分裂过程，使细胞周期延长，从而导致肿瘤细胞的增殖受到抑制。

虎杖与藤梨根两者相须为用，具有清热解毒，活血祛瘀，抗癌软坚之功效，临床实践亦证明，两药合用对胃癌有着显著的疗效。

2. 白芷、露蜂房、血余炭、生蒲黄

（1）白芷：性温，味辛，归胃、肺、大肠经，具有拔毒抗癌，消肿散结，祛腐生肌，止痛等功效。白芷始载于《神农本草经》，可破宿血，补新血，排脓，止痛生肌；《药性论》载其可“除风邪，能蚀脓”。

现代研究结果表明，白芷的主要成分前胡素对胃癌细胞株的增殖具有抑制作用，呈浓度效应关系。孙师认为白芷具有拔毒抗癌，破瘀生新，祛腐生肌，散结止痛之功效，由于胃癌为癌毒内蕴，癌组织代谢旺盛生长迅速，容易坏死脱落，实属热毒内蕴坏血腐肉所致，临床取白芷意在使癌毒透发外解，溃疡收敛，促进胃黏膜组织局部破损的修复。

（2）露蜂房：始载于《神农本草经》，性平，味苦、咸、微甘，入肝、肾、胃三经，具有攻毒疗疮、消肿散结、祛风通络、清热解毒、温阳益肾之功效。现代研究提示露蜂房具有确切的抗癌作用。孙师通过长期的临床实践，认为其清热解毒、抗癌散结之功颇佳，用于治疗胃癌可解毒抗癌而不伤正；同时正虚邪实往往贯穿于癌瘤疾病发生发展的全过程，本品可振奋阳气、抵御邪毒。

（3）血余炭：首载于《神农本草经》，味苦，性平，无毒，入肝、胃经，具有止血消瘀、生肌长肉、利尿之功效。

现代药物分析表明，血余炭的主要成分是一种优质蛋白，其药理作用在于能明显缩短出、凝血时间，中晚期胃癌浸润溃疡型所占的比率较高，达到41.6%，由于胃壁的黏膜下层具有丰富的血液供应，随着病情的发展，上消化道出血的发生率可达到30%。该药对胃癌患者有加强止血、促进黏膜下微小血管愈合的作用，应贯穿疾病治疗的始终。孙师认为，若仅靠机体自身的修复能力来长肉收口则较为缓慢，根据中医学通利血脉、养阴生肌的理论，临床取血余炭意在促进血管新生，改善创面微循环，消除炎症水肿，加速创面坏死组织脱落，促进肉芽组织生长，加速病损组织修复。

（4）蒲黄：始载于《神农本草经》，味甘，性平，归肝、心包经，具有活血化瘀、止血镇痛、通淋等功效。孙师临床常用品种有生品和炮制品两种，孙师临床常取生蒲黄入药，取其活血止血，祛瘀生新功用，以改善肿瘤血瘀证的高凝状态，增加胃黏膜的血流量，阻止肿瘤血管的生长，可有效防治肿瘤的转移。现代研究表明，活血化瘀药物可通过修复胃血管内皮细胞损伤，抑制其增殖，有效改善组织缺血缺氧的血瘀状态，从而抑制肿瘤新生血管的形成。蒲黄水提物中的不饱和脂肪酸对人胃癌细胞具有细胞毒作用。生蒲黄、白芷、露蜂房、血余炭四药同用，共奏拔毒抗癌、消肿散结、祛腐生肌、化瘀止痛之功效，且祛邪不伤正，扶正不助邪。

3. 鸡内金、生麦芽、代赭石

（1）生麦芽：味甘，性平，归脾、胃、肝经，具有健脾开胃、理气消痰、破癥消结之功。《景岳全书》载："生麦芽消痰饮，破癥结，宽肠下气"，且"病久不食者，可借此谷气以开胃"。对胃癌晚期患者"病久不食"而气滞、痰阻、癥结者尤为适宜。

（2）鸡内金：性平，味甘，归脾胃、小肠、膀胱经，具有消食化积、化痰理气、消癥散积之功。《本草再新》认为鸡内金能"化痰理气"；《医学衷中参西录》指出其

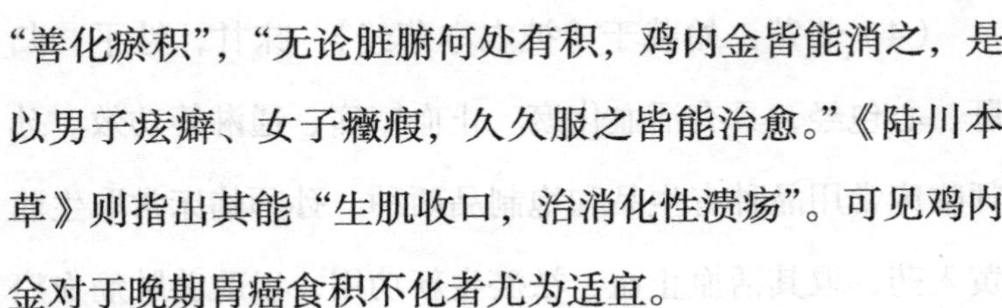

“善化瘀积”，“无论脏腑何处有积，鸡内金皆能消之，是以男子痃癖、女子癥瘕，久久服之皆能治愈。”《陆川本草》则指出其能“生肌收口，治消化性溃疡”。可见鸡内金对于晚期胃癌食积不化者尤为适宜。

（3）代赭石：性平、味苦，入肝、胃、心包经，具有降逆和胃、祛瘀生新、养血气之功。《本草别录》认为代赭石可养血气，主血瘀。《长沙药解》认为其可“驱浊下冲，降摄肺胃之逆气，除哕噫而泄郁烦，止反胃呕吐，疗惊悸哮喘”。《本草再新》认为其能“平肝降火，治血分去瘀生新，消肿化痰”。

鸡内金、生麦芽、代赭石三药合用，既可消食化积，防止食物不消化而致胃酸分泌过多，进而损伤胃黏膜，瘀郁化热，腐血败肉而发生脓疡，又可理气导滞，促使积滞之食物加快和降入肠，减少停留于胃的时间，从而可减轻气滞血瘀、痰凝湿聚、蕴郁化热于胃脘之症状；其中生麦芽与代赭石共用，一升一降，使胃气宣通调畅；生麦芽与鸡内金合用，前者偏于消化谷物，后者偏于消化肉食，相须为用，促进食物消化，不使积存，且能理气消胀、化痰散积，切合胃癌之病机。

【第三章】肿瘤病临证常用治法

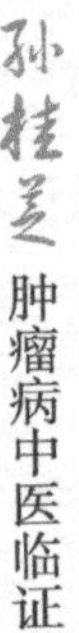

对于恶性肿瘤，由于病因不一，证情也颇复杂，有以毒热为重者，有以瘀血为主者，亦有以痰结为先者等，类型各异。故施治之时，首先应观其脉证、知犯何逆而随证治之。即根据肿瘤的类型、部位、体征的不同以及病人的个体差异，对每位患者辨清其阴、阳、气、血之所虚，寒、热、痰、湿、瘀、郁之所在，合理用药，从而达到气血调和、阴平阳秘、邪祛正安、疾病向愈的目的。根据肿瘤形成的病因病机和临床表现，常用的治法有:清热解毒、活血化瘀、软坚散结、益气养血、养阴生津、滋阴补肾、温肾助阳等法。

第一节　清热解毒

肿瘤与热毒经常同时存在，特别是中晚期胃癌患者，常伴有肿块局部灼热疼痛，周身发热或五心烦热，伤津则现口渴、便秘、溲赤、舌红苔黄腻、脉数等热性证候，此多为邪毒留滞、郁久化热所致。当以清热解毒药清除毒热，消炎杀菌。孙师的科研成果和临床实践表明，清热解毒药对恶性肿瘤某些阶段有一定疗效，这是因为清热解毒药能减轻恶性肿瘤局部和机体微环境的免疫炎症反应，在一定程度上抑制肿瘤的发展和转移。有些中药有抗炎作用，有些中药虽没有直接的抗炎抗菌作用，但能通过提高机体免疫力达到抗炎作用。因此清热解毒药不仅能控制感染，起到减轻症状的作用，并且持续应用，还能取得病情逐步稳定的效果。

第二节 活血化瘀

西医学认为，癌细胞释放出的某种物质容易引起血液高凝，高凝又为癌栓的形成、转移创造了条件，故活血化瘀为恶性肿瘤治疗的重要法则。以疏通经络、活血化瘀之药物，使瘀滞消散、血流通畅而达到抑制肿瘤生长，癥去结消的目的，称为活血化瘀法。中医学认为“癥瘕积聚”形成的病理机制与瘀血的凝滞有着极其密切的关系。所谓“肚腹结块必有形之血”。其临床表现为：面色晦暗，肌肤甲错，癥块较硬且固定，胀满不舒，痛有定处，如刺如割，或腹部青筋显露，或额面多血丝，舌青紫或瘀斑，脉弦细或涩，治以活血祛瘀、疏通脉络以消癥结。一般单独运用活血化瘀的情况不太多，大多是结合其他疗法同时使用，或理气活血，或补气行血，或养血活血，或温经活血，或泻热破血。目前有一个说法是活血药物容易促进转移，因此大多数医生不敢用活血化瘀药物。基于此，在国家自然科学基金课题“活血药、益气活血药对肿瘤转移中调节性T细胞介导的免疫重塑差异研究”中，我们观察了活血药的代表药物苏木和益气药黄芪对肿瘤转移的影响。结果显示：活血药与益气药配伍具有抑制某些单纯活血药促进肿瘤转移的趋势。对其作用机制研究显示：益气活血药与单纯的活血药比较可以降低 Treg 细胞表达，抑制 Treg 细胞相关的转录因子和细胞因子。因此，如果临床发现有血瘀情况，完全可以在使用活血化瘀药物的同时配合益气药，达到活血祛瘀与防止肿瘤转移的目的。

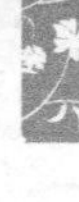

第三节　软坚散结

癌瘤形成后，聚结成块，坚硬如石，凡能使肿块、硬结软化或消散的方法称之为软坚散结法。临床上常与其他方法配合，很少单独使用。很多肿瘤属于中医“癥瘕积聚瘰疬”等范畴，究其原因，或为痰浊凝聚，或为瘀血内停，或为气机郁滞，均为邪气聚结于局部的表现。中医认为，味咸的中药能够软化坚块，如硇砂之咸，硼砂的甘咸苦，牡蛎的咸涩，鳖甲的咸平，土鳖虫的咸寒，瓦楞子的甘咸，海藻、昆布的苦咸及浮海石、青黛、地龙的咸寒和五倍子的酸咸等，都具有软坚作用。至于散结，则常通过治疗产生聚结的病因而达到散结的目的，如清热解毒药之治热结，解毒散结药治毒结，化痰散结药治痰结，理气散结药治气结，化瘀药治血结，消导药治食结等。现代研究表明：软坚散结药物能抗肿瘤主要在于它有直接杀伤癌细胞的作用，病理学及超微结构观察到，软坚散结药物对癌细胞具有较强的杀伤破坏作用，例如直接作用于肝癌细胞膜系结构，使细胞膜溶解破碎，粗面内质网扩张，线粒体肿胀，空泡化，使肝癌细胞整体崩解碎裂。软坚散结法与其他疗法相结合，可增强消瘤除块的效果。

第四节 扶正补益

扶正补益主要包括：益气、养血、滋阴、温阳。可单用也可联合应用。在治疗肿瘤中具有辅助正气，提高免疫力的作用。如补气药黄芪能促进人体的抗体生成，使巨噬细胞吞噬百分率和吞噬指数显著上升，刺激淋巴细胞转化。党参可使巨噬细胞数量增加，体积增加，伪足增多，吞噬能力增强。另外，党参还有增加红细胞和血红蛋白的作用，对神经系统有兴奋作用，从而发挥其对化疗药物的增效和解毒的作用。在肿瘤治疗中，局部肿瘤的根除术常常因免疫功能严重受创，出现远处播散、转移，使生活质量、生存期大打折扣。免疫功能在肿瘤发生和转移、控制和消退各个阶段都占有重要的地位，现代中医学实验研究已经反复验证补益药通过激发和利用机体免疫反应来拮抗肿瘤细胞，调节与平衡机体免疫功能，分化和抑制肿瘤细胞生长，它们在肿瘤治疗中的作用日益显著。此外，补益药尚有改善代谢状况，增强垂体－肾上腺皮质功能，保护骨髓功能，减轻放化疗副作用等作用。实验表明，益气养

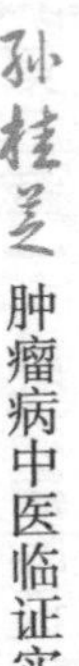

阴中药复方和益气助阳中药复方均显示有良好的抗肿瘤转移作用。尤其对中晚期癌症患者，对延长生存期，提高生存质量有明显作用，其作用机制可能在于提高机体免疫功能、调节癌基因、抑制血管生成、降低血黏度等。

【第四章】
分病诊断和辨证治疗

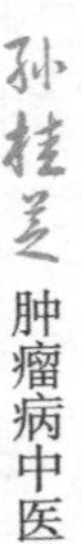

根据前人有关论述及对肿瘤的病机分析，结合现代临床实际，孙师提出首先应根据肿瘤的发病部位，分清在脑、肺、肝、乳、肾、膀胱、大肠等的不同，而划分不同的证候类型；其次，根据病程阶段，分清标本虚实的主次。癌症初期邪盛而正虚不明显，以气滞、血瘀、痰结、湿聚、热毒的实证为主要病机，中晚期由于癌症患者素体多虚，加之癌症病变耗伤人体之气血，多出现气血两虚、阴阳两虚等病机转变。

中医学的辨证论治，始终贯穿着理、法、方、药四个环节，即据理辨证，凭证立法，依法选方，随方选药，环环相扣，贯珠一线。治法是指导遣方用药组方的原则，方剂是体现和完成治法的主要手段。癌症治疗的基本原则是扶正祛邪，攻补兼施，做到“治实当顾虚，补虚勿忘实”。初期邪盛而正虚不明显，当先攻之；中期宜攻补兼施；晚期正气大伤，不耐攻伐，当以补为主，扶正培本以抗邪气。

第一节 脑瘤

原发性脑瘤，即颅内良性或恶性肿瘤。西医学认为，脑瘤的形成可能由于神经组织某些细胞被外界某些生物、化学、物理等刺激因素所激活，引起异常生长与发展。病理类型有胶质细胞瘤、脑膜瘤、垂体腺瘤、神经鞘瘤、先天性肿瘤、胆脂瘤、淋巴瘤、松果体瘤、黑色素瘤、颅内转移瘤等多种。

本病归属于中医传统的头痛、抽搐、痉病、昏迷等范畴，现统称脑瘤，原发性脑瘤以中医之认识，非纯从头痛等症状判断用药，应从瘤积的实体辨因用药。追溯到《内经》，乃知人体的瘤积形成有着渐变的过程，其形成的原因及机制亦极为复杂。《灵枢·百病始生》曰：虚邪之风，与其身形，两虚相得，乃客其形，积之始生，得寒乃生……血脉凝涩而汁沫迫聚不得散……日以成积……内伤于忧怒，则气上逆，气上逆则六输不通，温气不行，凝血蕴里而不散，津液涩渗，著而不去，而积皆成矣。由此看来，脑瘤形成与外有风邪寒邪，内有元虚，加之忧思恼怒，影响气、血、津液运行而变生痰凝、瘀血和滞气，结聚不散，留著不去而成。

治疗脑瘤常用中草药有：山慈菇、胡桃肉、菊花、天麻、全蝎、蜈蚣、钩藤、石决明、生龙牡、牛膝、黄芩、夜交藤、杜仲、枸杞子、生熟地、山药、丹皮、泽泻、山茱萸、土茯苓、白蒺藜、白薇、九香虫、僵蚕、鼠妇、菖蒲、地龙、夏枯草、土茯苓、白花蛇舌草、清半夏等。常用方剂有：加味慈桃丸、天麻钩藤饮、半夏白术天麻汤、杞菊地黄丸等。

一、风痰瘀阻证

多因劳倦、七情、六淫邪毒伤及脏腑，邪毒内盛，上扰清窍，可见头痛、恶心呕吐；风痰阻络，可见肢体麻木、抽搐；痰阻中焦可伴脘闷腹胀，痞满不适；内有瘀血则肌肤甲错，唇暗少华。舌质紫暗，或有瘀斑瘀点，苔薄白；脉弦细或细涩。

治法：息风化痰，祛瘀通窍。

方药：加味慈桃丸加减：

山慈菇 15g、胡桃肉 15g、菊花 15g、天麻 15g、全蝎 5g、蜈蚣 2 条。

如久病脾气不足，生化无源，心失所养，加党参、茯苓、白术、当归等补益气血；风邪上扰可合用天麻钩藤饮；头重如裹、腹胀痞满、痰浊壅塞较著，重用陈皮、半夏，配伍胆南星、莱菔子、全瓜蒌、贝母等理气化痰；呕吐重者，加竹茹、橘皮、姜半夏和胃止呕；若失眠者，加酸枣仁，夜交藤养心安神；瘀血日久，新血不生，血虚明显者，可加当归、鸡血藤、三七以养血活血。

二、肝肾阴虚证

肝肾阴虚，精血衰耗，水不涵木，导致肝阳偏亢，可见头晕，头痛，耳鸣目眩，腰酸膝软。阳亢而肝风动，若肝风挟痰上扰，风痰流窜经络，脉道瘀阻，气不往来，则见视物不清，或口眼歪斜，偏瘫，抽搐，肢体麻木，语言謇涩等。舌脉可见舌红苔薄，脉弦细或细数为肝肾阴虚之象。

治法：滋养肝肾。

方药：杞菊地黄丸加减：

枸杞 15g、菊花 10g、熟地 15g、山萸肉 15g、丹皮 10g、泽泻 10g、山药 15g、茯苓 15g。

脾虚痰生者，可加温胆汤健脾燥湿化痰；抽搐，肢体麻木，语言謇涩者加入适量全蝎、蜈蚣等虫类药物，以息风解毒、活络解痉。本病日久多气血瘀滞，应适当加活血化瘀之品，如威灵仙、郁金、鸡血藤、三七等。

脑瘤兼夹症状的药物加减治疗：

视物不清者：可加石斛、草决明、僵蚕、地龙、钩藤、白蒺藜。

头痛头晕者：可加白薇、当归、人参。

第二节 肺癌

肺癌是最常见的肺原发性恶性肿瘤，绝大多数肺癌起源于支气管黏膜上皮，故亦称支气管肺癌。吸烟是发生肺癌的原因之一，而一些不吸烟的人也能患本病。空气污染和放射性物质、职业因素是肺癌的主要病因。从肺癌的病理来看，肺癌的起点在支气管上皮，通常发生在肺叶和肺段支气管上皮，偶见发生于周围支气管。肺癌中腺型细胞癌（包括高分化、低分化）占 20% ~ 40%、鳞状细胞癌（包括高分化、低分化）占 10% ~ 60%，其次为肺泡癌、透明细胞癌、类癌、梭形细胞癌、小细胞癌和癌肉瘤等 13 种组织类型。

中医学认为，年老体衰、慢性肺部疾患，肺气耗损而生成不足或七情所伤，气逆气滞，升降失调或劳累过度，肺气、肺阴亏损，外邪乘虚而入，客邪留滞不去，气机不畅，终致肺部痰瘀积滞，结而成块。

肺癌可侵犯邻近组织及器官。肺癌侵犯胸膜时由淋巴道扩散到纵隔、气管旁、心包淋巴结，继则通过膈肌到主

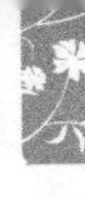

动脉和食道旁淋巴结，最终侵犯腋窝和颈淋巴结。血流扩散是通过肺或支气管静脉。远处转移按其顺序为脑、骨、肾上腺和肝脏。

患者的病史是诊断肺癌的重要依据。大量吸烟者反复发作性肺炎，咳嗽、咯血及胸疼应引起重视。对肺癌起决定性作用的检查是X射线和CT。有时也可作支气管造影、纵隔气管造影。近年来多采用细针活组织检查，以明确诊断。

据笔者在门诊跟师临床观察中，认识到中医药对鳞型肺癌疗效明显，小细胞肺癌次之。跟师观察治疗肺癌总人数223人中，总有效率达94%，其中尤以鳞型病例疗效最为突出。

治疗肺癌常用中草药有：石上柏、薤白、山豆根、儿茶、核桃枝、蟾酥、鸦胆子、全蝎、九香虫、僵蚕、鼠妇、菖蒲、地龙、冬虫夏草、枇杷叶、夏枯草、土茯苓、水红花子、半枝莲、鱼腥草、白花蛇舌草、薏米仁、蜂房、白茅根、铁树叶、瓜蒌、清半夏、石见穿、百部、草河车等。常用方剂有：清燥救肺汤、百合固金汤、小陷胸汤、瓜蒌薤白半夏汤、沙参麦冬汤、《千金》苇茎汤、二陈汤、加味四物汤、橘皮竹茹汤。

一、肺燥津伤证

本型所主系肺之气阴两伤，失其清肃润降之常，故干咳无痰，气逆而喘，咽喉干燥，口渴鼻燥。《素问·至真要大论》说："诸气膹郁，皆属于肺。"肺气不降，故胸膈满闷。

治法：清燥热，养气阴。

方药：以清燥救肺汤加减。

方中重用桑叶质轻性寒，清透肺中燥热之邪，为君药。温燥犯肺，温者属热宜清，燥胜则干宜润，故用石膏辛甘而寒，清泄肺热；麦冬甘寒，养阴润肺，共为臣药。《难经·第十四难》说："损其肺者益其气。"而胃土又为肺金之母，故用甘草培土生金，人参益胃津，养肺气；麻仁、阿胶养阴润肺，肺得滋润，则治节有权；《素问·脏气法时论》说："肺苦气上逆，急食苦以泄之。"故用杏仁、枇杷叶之苦，降泄肺气，以上均为佐药。甘草兼能调和诸药，以为使。如此肺金之燥热得以清宣，肺气之上逆得以肃降，则燥热伤肺诸症自除。

二、痰瘀互结证

痰湿从脾胃而生，上渍于肺，阻滞气机，肺气不利，故可见咳嗽，痰白而黏，胸脘痞闷。湿邪困脾，转运失职，故纳少便溏。气血生化不足，肌体失养，故神疲乏力。舌淡苔白腻，脉象濡滑，均为痰湿之证。情志内伤，肝气郁结，上逆犯肺，肺气郁闭，因而咳嗽，胸闷气憋。气郁血行不畅，瘀血内结，故胸痛有定处，如锥如刺，痰血暗红，口唇紫暗。舌质暗或有瘀斑，苔薄，脉细弦或细涩，为气血瘀滞征象。

治法：健脾化痰，祛瘀止痛。

方药：瓜蒌薤白半夏汤（瓜蒌皮15g，薤白10g、半夏9g）或四君子汤加减（党参15g、白术10g、茯苓10g、陈皮10g）或橘皮竹茹汤（橘皮15g、枇杷叶10g、麦冬15g、竹茹15g、人参6g、甘草10g）合桃红四物汤加减。

清半夏9g、胆南星10g、前胡10g、桃仁10g、杏仁10g、皂角刺10g、猫爪草30g、半枝莲30g、龙葵30g、马兜铃10g、生薏苡仁30g、白花蛇舌草30g、桃仁10g、紫草15g、八月札10g、三棱15g、莪术15g、元胡10g、丹参10g、赤芍10g、五灵脂10g、枳壳10g、桔梗10g、穿山甲10g、铁树叶30g、石见穿30g、干蟾皮10g。

新病咳痰量多用瓜蒌薤白半夏汤，脾胃气虚用四君子汤；久病虚羸，呕逆不已用橘皮竹茹汤。胸痛明显者可配伍威灵仙、郁金以等理气通络，活血定痛；瘀滞化火，咳黄痰，加黄芩、栀子、龙胆草清肝化痰；气阴两虚见口干、舌燥者，加沙参、天花粉、生地、玄参、知母等清热养阴生津；食少、乏力、气短者，加黄芪、党参、白术益气健脾。

三、气阴两虚证

肺阴不足，肺气上逆所以干咳少痰。阴虚津少，故咳嗽痰少或痰中带血。肺气不足，则气短息促，神疲乏力。气虚卫表失固，则恶风自汗。阴虚甚，进而出现“火旺”则咽干口燥，午后潮热，两颧红赤，手足心热。舌质淡红，脉细数均为气阴两虚征象。

治法：养阴润肺。

方药：百合固金汤加减。

百合 15g、熟地 15g、生地 15g、当归身 10g、白芍 15g、甘草 10g、桔梗 10g、玄参 15g、贝母 10g、麦冬 10g。

虚热伤络咳血多者，加阿胶补肺止血；痰黏难咳者加沙参、杏仁润肺止咳，便秘者，加黄芩、栀子、知母清肺泄热。

肺癌兼夹症状的药物加减治疗：

胸腔积液：加葶苈子、浮萍、泽泻、水红花子、车前子、猪苓、龙葵、蝼蛄等。

自汗气短：加太子参、生黄芪、冬虫夏草、浮小麦、五味子、煅龙牡、山茱萸等。

大便秘结：加生大黄、火麻仁、郁李仁、番泻叶、肉苁蓉等。

咳痰带血：加桔梗、瓜蒌、前胡、葶苈子、杏仁、紫菀、款冬花、海浮石。

胸背疼痛：加元胡、防己、苏木、乳香、没药、细辛等。

第三节　食道癌

食道癌是发生在食管上皮组织的恶性肿瘤，占所有恶性肿瘤的2%。我国也是食道癌高发区。食道癌发生与亚硝胺慢性刺激、炎症与创伤、遗传因素以及饮水、粮食和蔬菜中的微量元素含量有关，但均未被证实。有些国家认为酒精中毒与消化道癌发生有关，还有人认为食管损伤或畸形也很可能是致癌的原因。食管鳞状细胞癌为最多见；腺癌比较少见。腺癌又可分为单纯腺癌、腺鳞癌、黏液表皮样癌和腺样囊性癌；未分化癌少见，但恶性程度高。

中医学对食道癌早有记载，在两千年前我们祖先已有类似食道癌症状的记载，如《素问·阴阳别论》曰："三阳结谓之膈"；《素问·至真要大论》曰："饮食不下，噎膈不通，食则呕。"对于其病因病机，《太平圣惠方·五十卷》认为："寒温失宜，食饮乖度，或忿怒气逆，思虑伤心，致使阴阳不和，胸膈否塞，故名膈气也。"《医学入门·膈噎》记载："忧郁失志，饮食淫欲，而动脾胃肝肾之火，或因杂病，误服辛香燥药，俱令血液衰耗，胃脘枯槁。"对其病因进行了确切的描述。关于噎膈病机，《医学心悟·噎隔》认为是由于“胃脘干槁”,《临证指南医案·噎膈反胃》提出“脘管窄隘”。《苏沈良方》用软坚散结药制作昆布丸治噎膈。总之，噎膈是因内伤饮食、情志、年老肾虚等原因致肝脾肾功能失调，形成气滞、痰阻、血瘀阻滞食道，而致食管狭窄，或胃失通降，津枯血燥，食道干涩，表现为以吞咽食物哽噎不顺，饮食难下，或纳而复出的疾病。

食道癌扩散转移开始时，直接渗透黏膜和黏膜下层，很快局部扩散，渗透到浆膜层并覆盖食管壁全层，并经常侵犯邻近器官。早期经淋巴系统和血管转移，按癌瘤部位顺序转移，食管上中下段逐渐受侵，波及颈部、锁骨上、纵隔上，并延伸到膈下淋巴结，最后转移到腔静脉系统。远处则向肺、肝和骨骼转移。

食管癌常用中草药有：旋覆花、代赭石、枳壳、沉香、白花蛇舌草、莱菔子、当归、生地、赤芍、桃仁、红花、五灵脂、鸡内金、谷麦芽、姜半夏、威灵仙、郁金、白术、莪术、月石、急性子、乌梅、石见穿、穿山甲、猫爪草、半枝莲、三七粉、儿茶、皂刺、干漆、白英、天葵子、全蝎、蜂房、土鳖虫、山豆根。食管癌常用方剂有丹栀逍遥散、二陈汤、五苓散、竹叶石膏汤合养阴汤、桃红四物汤、十全大补汤。

孙师认为食管癌由情志不畅、食管损伤或食物不洁致郁气、瘀血、痰结交阻于局部，表现为吞咽梗阻，胸膈痞满，胸骨后疼痛，甚至水饮难下，或虽下而复吐出的证候特征。因此用莪术、白术、威灵仙、郁金组成二术威灵方为主健脾化痰活血，行气开郁润燥，并临证加减。

若痰多咳吐量多者，可加瓜蒌、半夏或配合二陈汤、五苓散以助化痰之力。阴虚口燥唇干、咽痛者，加麦冬、玄参、天花粉以增润燥之效。若郁久化热，心烦口干者，可加栀子、黄连清热除烦解毒，热象不显者可用逍遥散加减治疗；若津伤便秘可配生白术，以助润燥之力。若胃失和降，泛吐痰涎者加半夏、陈皮、旋覆花以和胃降逆。若瘀血内结于食道，胸膈疼痛，固着不移，长期饮食不入，化源告竭，形体更为消瘦，肌肤枯燥，面色黯黑可加乳香、没药、丹参、赤芍、三七、莪术或虫类如天龙、干蟾皮等或用桃红四物汤以破结行瘀。如津亏热结，无以向上濡养则口干咽燥，渴喜冷饮，无以下润大肠则大便干结，可配合沙参麦冬汤加减，加玄参、生地、石斛以助养阴之力，并加栀子、黄连、黄芩以清肺胃之热。若肠燥失润，大便干结，可加瓜蒌仁、何首乌润肠通便。病情迁延日久气血亏虚见面色少华，心悸心慌，形体消瘦，面色唇甲淡白，头晕眼花者，可配合十全大补汤。

第四节　胃癌

中国是胃癌发病率和死亡率最高的国家之一，发病率和死亡率均是世界平均水平的两倍多。首先饮食因素是导致胃癌的主要原因：如饮食习惯不良，饮食不规律，吃饭快速，喜高盐、热烫食品，喜食致癌物质亚硝酸盐含量高的腌制、熏制、干海货、隔夜菜，喜食烧烤的红肉，常食用霉变食物，少食新鲜蔬菜等。其次，长期心理状态不佳，胃癌危险性明显升高；有研究称约半数胃癌与幽门螺杆菌感染有关。吸烟也是胃癌很强的危险因素，青少年时期开始吸烟者危险性最大。胃癌起源于胃壁最表层的黏膜上皮细胞，可发生于胃的各个部位（胃窦幽门区最多、胃底贲门区次之、胃体部略少），可侵犯胃壁的不同深度和广度。病理分型为腺鳞癌、鳞癌、类癌、未分化癌、胃溃疡癌变。

中医学没有胃癌的病名，对其论述分别记载在“胃脘痛”、“反胃”、“噎嗝”、“伏梁”、“积聚”、“癥瘕”等疾病中。《金匮要略》谓：“朝食暮吐，暮食朝吐，宿谷不化，名曰胃反。"《医宗金鉴》对胃癌的发病原因、临床现象更有详细描述："三阳热结，谓胃、小肠、大肠，三府热结不散，灼炼津液……贲门干枯，则纳入水谷之道路狭隘，故食不能下，为噎塞也；幽门干枯，则放出腐化之道路狭隘，故食入反出，为翻胃也。"总之，中医认为长期饮食不节，情志失调，劳倦内伤或感受外邪，引起机体脏腑经络功能失常，阴阳平衡失调，出现食积、气滞、血瘀、痰结、邪毒壅滞等一系列病理改变，最终导致癥瘕，形成癌肿。胃癌的病机以脾胃虚弱为本，气滞、血瘀、痰凝、毒结为标。

胃癌可直接沿着黏膜或浆膜向胃壁播散，并可向十二指肠和食管发展，一旦侵及浆膜即向邻近器官或组织发展，如肝、胰、脾、横结肠、横膈及大网膜等。癌细胞脱落时，可种植在腹腔、盆腔、卵巢、直肠、膀胱陷窝等处。另外，胃黏膜淋巴管丰富，即使很小癌灶也常可引起广泛浸润。晚期胃癌可随血行转移到肝、肺、骨、肾、脑。

治疗胃癌常用的中草药有：

清热解毒药：白花蛇舌草、藤梨根、半边莲、半枝莲、拳参、天葵子、龙葵、山豆根、虎杖、土茯苓、石见穿、草河车、白英、白芷、蜂房。

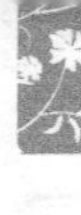

化痰软坚药：夏枯草、生牡蛎、海藻、昆布、蛤壳、山慈菇、瓜蒌。

活血化瘀药：水红花子、桃仁、红花、苏木、徐长卿、急性子、莪术、五灵脂、丹参。

健脾利湿药：苍白术、生薏苡仁、麦角、猪苓、茯苓、泽泻。

和胃降逆药：旋覆花、代赭石、鸡内金、谷麦芽、莱菔子。

虫类抗癌药：全蝎、蜈蚣、蜂房、干蟾皮、土鳖虫等。

常用的方剂有黄芪建中汤、归脾汤、小陷胸汤、瓜蒌、薤白半夏汤、沙参麦冬汤。

一、胃气郁闭证

本病多有情志不遂或精神刺激的病史。肝主疏泄，性喜条达，若情志不舒，肝气郁结不得疏泄，则横逆犯胃，致胃气不和，胃脘胀满疼痛；两胁为肝经分布之处，而气多走窜游移，故疼痛攻撑连胁；肝气犯胃，胃失和降则嗳气。肝气郁滞，肠道传导失常，故大便不畅；嗳气矢气后滞气暂得疏通，故痛减而舒；如情志不遂，则肝郁更甚，气结复加，故每因情志而痛作或加重；胸闷、喜长叹息，为肝郁气滞之象；病在气分而湿浊不甚，故苔多薄白；病在里而属肝主痛，故见脉弦。

治法：疏肝解郁，理气止痛。

方药：逍遥散合参赭培气汤加减。

醋柴胡10g、杭白芍15g、白术10g、广木香10g、茯苓10g、砂仁10g、青陈皮各10g、旋覆花10g、代赭石15g、清半夏10g、生姜10g、降香10g。

噎重时加威灵仙15g、急性子15g、白花蛇舌草30g、山豆根10g等；郁久化热，易伤肝阴，此时应忌刚用柔，慎用过于香燥之品，常选用当归、白芍以养血柔肝，用绿萼梅、代代花等理气而不伤阴的解郁止痛药；伤阴明显，可加沙参、麦冬、石斛、玉竹等;肝气乘脾而出现脾虚者，加太子参、白术、茯苓。

二、脾胃虚寒证

脾胃之阳气受损，脾胃虚寒，病属正虚，故胃痛隐隐，绵绵不休。寒得温而散，气得按而行，所以喜温喜按。胃虚得食，则产热助正以抗邪，所以进食时痛止。劳则耗气，气得寒则凝，故劳累或受凉后发作。脾虚中寒，水不运化而上逆，故泛吐清水。脾胃虚寒，则受纳运化失常，故纳差。脾主肌肉而健运四旁，中阳不振，运化无权，肌肉筋脉失其温养，所以疲乏无力，四肢倦怠，手足不温。脾虚生湿下渗肠间，故大便溏薄。舌淡苔白，脉虚弱或迟缓，皆为脾胃虚寒，中气不足之象。

治法：温中健脾，和胃止痛。

方药：理中丸合六君子汤加减。

党参 15g、白术 10g、干姜 10g、制附片 6g、红豆蔻 10g、吴茱萸 10g、陈皮 10g、诃子肉 10g。

重者加抗癌草药：藤梨根 30g、半枝莲 30g、白花蛇舌草 30g、白英 15g 等；泛吐清水较重者，可加吴茱萸、半夏、陈皮、茯苓温胃化饮；泛酸嘈杂者，加左金丸制酸止痛；若脾虚湿盛者，可合二陈汤；若兼见腰膝酸软，头晕目眩，形寒肢冷等肾阳虚证者，可加附子、肉桂、巴戟天、仙茅，或合用肾气丸、右归丸之类助肾阳以温脾和胃；无泛吐清水、手足不温者，可改用香砂六君子汤健脾益气。

三、瘀毒内阻证

气为血帅，血随气行，气滞日久，则导致瘀血内停，由于瘀血有形，故痛有定处而拒按。瘀停之处，脉络壅塞而不通，故痛如针刺或刀割。按压或进食则触动其瘀，故按之痛甚，食后加剧。血属于阴，故入夜尤甚。瘀血阻滞，血行不畅，溢于脉外，随胃气上逆则呕血，随肠道下行则便黑，或呕血与便黑同时并见。瘀血停滞，血脉不畅，故舌质紫暗或有瘀点瘀斑。血瘀则血行不畅，故脉来艰滞而涩。

治法：化瘀通络，理气和胃。

方药：桃红四物汤合失笑散加减。

桃仁 12g、红花 10g、当归 10g、赤芍 10g、生蒲黄 10g、五灵脂 10g、丹参 15g、元胡 10g、川楝子 10g、乌药 10g、侧柏炭 12g、仙鹤草 30g。

瘀久化热者，加清热解毒药虎杖、徐长卿、刘寄奴、水红花子、白花蛇舌草、半枝莲等，瘀血阻滞日久，旧血不去，新血不生，或因出血过多，出现血虚之象时，可加生蒲黄、白芷、露蜂房、血余炭祛瘀生新。

若胀重可加青皮、郁金、木香助理气解郁之功；若痛甚者可加川楝子、延胡索理气止痛；食积腹胀，可加鸡内金、生麦芽、代赭石；嗳气频作者，可合沉香、旋覆花、代赭石，亦可用沉香降气散降气解郁；泛酸者，加乌贼骨、煅瓦楞子和中制酸。

如肝郁化火，症见胃部灼热，痛势急迫，嘈杂泛酸，口干口苦，舌红苔黄，脉弦或数，属肝胃郁热之证，可加藤梨根、虎杖；或改用化肝煎或丹栀逍遥散加黄连、吴茱萸、以疏肝泄热和胃；郁久化热，易伤肝阴，此时应忌刚

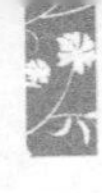

用柔，慎用过于香燥之品，常选用当归、白芍以养血柔肝，用香橼、佛手、绿萼梅、厚朴花等理气而不伤阴的解郁止痛药；伤阴明显，可加沙参、麦冬、石斛、玉竹等；兼见血瘀之象者，可加入丹参、五灵脂等；肝气乘脾而出现脾虚者，加太子参、白术、茯苓。

四、胃阴亏耗证

胃痛日久，郁热伤阴，或过用温燥药物，损伤胃阴，胃失濡养，故见胃脘隐隐灼痛，胃阴虚不能受谷，故似饥而不欲食。阴虚津少，无以上承，则口燥咽干。五心烦热，消瘦乏力，乃阴虚内热之证。阴虚液耗，无以下溉，肠道失润则大便干结。阴虚液耗，故舌红少津。脉象细数，乃阴虚内热之证。

治法：养阴益胃，和中止痛。

方药：麦门冬汤合竹叶石膏汤。

竹叶10g、麦门冬15g、甘草10g、石膏15g、知母10g、石斛15g、天花粉15g、沙参15g、甘草10g。

增强抗癌作用可加夏枯草、枸杞子、龙葵、石见穿、白花蛇舌草等。若痛甚者可加代代花、玫瑰花、香橼、佛手、绿萼梅等理气而不伤阴的药物；若见脘腹灼痛，嘈杂泛酸，可配用左金丸；若胃热偏盛，可加生石膏、知母、黄连、石斛、玉竹、芦根清胃泄热，或用玉女煎；便秘明显，生白术、瓜蒌仁等润肠通便；若日久肝肾阴虚可加山萸肉、枸杞子、黄精等滋补肝肾。

五、湿热中阻证

湿热阻滞中焦脾胃，胃气不和，故胃脘疼痛，脘闷灼热，纳呆恶心。湿热上犯，故口干口苦。湿热阻滞，津不上承，故渴不欲饮。湿性重浊，故头重如裹，身重肢倦。湿热移于下焦，膀胱气化不利，故小便色黄。湿热阻滞气机，大肠传导失常，故大便不畅。舌红，苔黄腻，脉滑数，均为湿热中阻之证。

治法：清化湿热，理气和胃。

方药：二陈汤合五苓散加减。

半夏 10g、陈皮 10g、茯苓 10g、甘草 10g、猪苓 30、桂枝 6g、胆南星 6g、生牡蛎 15g、苍白术各 10g、夏枯草 15g、枇杷叶 15g、土贝母 15g、半边莲 30g、龙葵 15g、土茯苓 15g、半枝莲 30g、汉防己 12g、山慈菇 10g。

若湿偏盛者，加苍术、藿香、薏苡仁、佩兰、荷叶燥湿醒脾；热盛便秘者加生白术、瓜蒌仁、枳实；热偏盛者，加藤梨根、虎杖；气滞腹胀者加厚朴、枳实；纳呆少食者，加代赭石、谷麦芽、鸡内金以消食导滞。

六、气血双亏证

病至后期，脏腑机能衰竭，脾为气血生化之源，脾运失健，影响胃之受纳，故纳差食少。心血不足，故心悸不安，健忘，失眠；血脉不充，肌体失养，故体倦乏力。气血不能上荣，故面色萎黄，口唇色淡。苔白薄，脉细弱，均为气血双亏之象。

治法：健脾益气，养血安神。

方药：十全大补汤合养血安神丸加减。

太子参 15g、黄芪 30g、生熟地各 15g、当归 15g、川芎 10g、杭白芍 15g、炒白术 15g、土茯苓 15g、肉桂 6g、黄精 15g、何首乌 15g、紫河车 3g（分冲）、炒枣仁 15g、合欢皮 10g、甘草 10g。

潮热重者加地骨皮、茵陈蒿、鳖甲养阴清热；盗汗重者可合牡蛎散固表敛汗，自汗重者加玉屏风散。

胃癌兼夹症状的药物加减治疗：

1. 呕吐者：加姜半夏、淡竹茹、生姜、代赭石、旋覆花等。

2. 口干者：加天花粉、石斛、麦冬、沙参、生地、元参、天冬等。

3. 便结者：瓜蒌仁、肉苁蓉、大黄、火麻仁、生白术、番泻叶、何首乌，重者加芒硝。

4. 便溏者：加薏苡仁、山药、儿茶、诃子肉、石榴皮等。

5. 出血者：加血余炭、侧柏炭、藕节炭、仙鹤草、汉三七、茜草、地榆炭。

6. 泛酸者：加乌贼骨、珍珠粉、牡蛎或配用左金丸。

7. 胃纳不佳者：鸡内金、代赭石、生麦芽、焦山楂、焦槟榔。

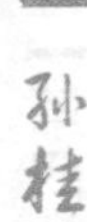

第五节 乳腺癌

乳腺癌是女性常见的恶性肿瘤之一。目前其发病率已位居女性恶性肿瘤的首位，且呈上升趋势，严重威胁人类的健康和生命。西医学认为，乳腺癌与雌激素分泌和代谢紊乱、生育授乳、纤维囊性乳腺病、遗传等因素有关。乳腺癌以腺癌居多，又可分为腺癌、管状腺癌、导管癌、髓样癌、单纯癌、硬癌等。

中医对乳腺肿瘤早有记载。《医宗金鉴》中记有："乳岩由肝脾两伤气血凝结而成。"《疮疡经验全书》则曰："阴极阳衰，血无阳安能散，致血渗入心经而生乳岩。"认为肝肾不足，冲任失调，月经不调，气血运行不畅，经络阻塞而发病。陈实功《外科正宗》认为："忧郁伤肝，思虑伤脾，积虑在心，所愿不得者，致经络痞涩，聚结成核。"指出情志内伤、忧思郁怒是发病的重要因素。吴谦《外科心法》也指出："乳癌由肝脾两伤，气郁凝结而成。"今人多认为乳房为阳明经所司，乳头为厥阴肝经所属，情志不畅，肝失条达，郁久而气血瘀滞；脾伤则运化失常，痰浊内生，肝脾两伤，经络阻塞，痰瘀互结于乳房所致；六淫外侵、邪毒留滞也是发病重要因素。

乳腺癌可直接侵及皮肤、胸肌筋膜、胸肌等周围组织。并可经乳房淋巴液的各引流途径扩散，晚期癌细胞经血液向远处转移，最常见的远处转移依次为肺、骨、肝，在骨转移中，依次为椎骨、骨盆和股骨。好发血行转移是乳腺癌突出的生物学特征，这是本病治疗失败的主要原因所在，也是乳腺癌防治上一个非常棘手的难题。所以有人认为乳腺癌不单纯是乳房的局部病变，也应视为全身性疾病。孙师在乳腺癌治疗上积累了丰富的经验，特别是针对乳腺癌复发与转移，临床用药疗效甚佳。

治疗乳腺癌常用中草药有：柴胡、当归、白芍、白芷、蜂房、瓜蒌、浙贝母、山慈菇、五味子、金铃子、元胡、炮山甲、鳖甲、龟板、姜黄、鸡血藤、枸杞子、菟丝子、水红花子、生龙牡、土茯苓、何首乌、白花蛇舌草、草河车、王不留行、路路通、虎杖、公英、皂角刺。常用方剂有：丹栀逍遥散、桃红四物汤、银花甘草汤、神效瓜蒌散、当归补血汤、益气养荣汤等。

一、肝郁气滞证

中医经络学说认为，女性乳房属足厥阴肝经，肝胆气机郁滞，则可见乳房胀痛；足厥阴肝经走胸中，足少阳胆经循行肩背，肝胆气机郁滞，胁络受阻时可见胁痛连及胸背肩臂；气属无形，时聚时散，聚散无常，故疼痛走窜不定。情志变化与气之郁结关系密切，故疼痛每因情志变化而增减。肝气郁结，气机不畅，故胸闷、善太息。肝气郁结，横逆乘脾犯胃，故脘腹胀满，纳少。得嗳气则气机暂得疏通，故得嗳气则舒；口苦为肝胆气郁化火之征；舌脉见舌红苔薄白，脉弦为肝郁之象。

治法：疏肝理气。

方药：丹栀逍遥散或柴胡疏肝散合桔叶汤加减。

柴胡 10g、当归 10g、杭白芍 15g、茯苓 10g、炒白术 10g、生姜 10g、薄荷 10g、青皮 10g、郁金 10g、桔叶 10g、山慈菇 10g、白花蛇舌草 30g、半枝莲 15g、浙贝母 15g、白芷 10g、蜂房 5g、炮山甲 6g、鳖甲 15g。

若胁痛较重，可酌加郁金、威灵仙以增强理气活血止痛之功。若兼见胁肋掣痛，口干口苦，烦躁易怒，尿黄便秘，舌红苔黄，脉弦数等气郁化火之象，酌加山栀子、丹皮、黄芩、夏枯草、龙胆草清肝调气止痛之品。若肝气横逆犯脾，脾失健运，兼见肠鸣腹泻者，可酌加茯苓、白术、泽泻、薏苡仁以健脾止泻。若肝郁化火，耗伤阴津，症见胁肋隐痛不休，心烦，眩晕少寐，舌红少津，脉细者，可酌配枸杞、首乌、丹皮、栀子、当归、麦冬、生地、玄参等滋阴清热。若肝胃不和，胃失和降，兼见恶心呕吐者，可酌加代赭石、鸡内金、生麦芽、旋覆花等以和胃降逆止呕。

二、肝肾阴虚证

肝郁日久化火伤阴，日久耗伤肾阴，“腰为肾之府”，故可见腰膝酸软，或久病体虚，精血亏损，不能濡养肝络，故胁肋隐痛，悠悠不休，遇劳加重。阴虚易生内热，故口干咽燥，心中烦热。精血亏虚，不能上荣头目，故两目干涩，头晕目眩。舌脉见舌红少苔，脉弦细数，为阴虚内热之象。

治法：滋补肝肾，调理冲任。

方药：六味地黄丸合七制香附丸加减。

生熟地各10g、山萸肉12g、茯苓10g、泽泻15g、香附10g、郁金10g、川楝子10g、当归尾10g、杭白芍15g、枸杞子30g。

可酌加玫瑰花、合欢花、白蒺藜、代代花理气止痛而无伤阴之弊。若阴亏过甚，舌红而干，可酌加石斛、玄参、麦冬。若心神不宁，而见心烦不寐者，可酌配酸枣仁、炒栀子、合欢皮。若肝肾阴虚，头目失养，而见头晕

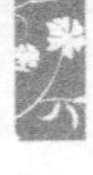

目眩者，可加菊花、女贞子、熟地、钩藤、天麻等。若阴虚火旺，五心烦热，骨蒸潮热者，可酌配知母、地骨皮、青蒿以滋阴退热等。若两目干涩，视物昏花，可加枸杞子、女贞子。

三、气血亏虚证

病历日久，中气大伤，运化无权，故饮食大减。气血生化乏源，机体失养，故体弱，肌肉瘦削，神倦乏力。血瘀日久，新血不生，颜面失养，故面色萎黄。中气大伤，运化无权，水湿泛溢，故面肢浮肿。舌质淡紫，光剥无苔，脉细数或弦细均为气血耗伤之象。

治法：气血双补。

方药：四君子汤合归脾汤加减。

生黄芪30g、太子参15g、炒白术15g、当归15g、茯苓15g、远志15g、生甘草10g、炒枣仁15g、广木香10g、龙眼肉30g、生姜10g、大枣10g、白芷10g、蜂房5g、浙贝母10g、山慈菇10g、炮山甲6g、鳖甲10g。

若阴伤较甚，头晕目眩，舌光无苔，脉象细数者，可加生地、麦冬、石斛；如牙龈出血，鼻衄，酌加山栀、丹皮、白茅根、三七等凉血化瘀止血。若畏寒肢肿，舌淡白，脉沉细者，加黄芪、肉桂、泽泻等以温阳益气，利水消肿。如见善悲欲哭、情绪不宁者多合用甘麦大枣汤。

四、瘀毒内结证

气血凝结，脉络阻塞，血瘀日甚，则可见局部隐痛或刺痛、面色晦暗，瘀久化热则疼痛明显、发热烦渴、口苦咽干。病久正气日损，血运失常，机体失养则形体消瘦、心烦不寐、全身乏力、纳谷减少。舌质紫或有瘀斑瘀点，脉细涩均为瘀血内结之象。

治法：活血化瘀，清热解毒。

方药：桃红四物汤合银花甘草汤。

桃仁10g、红花10g、当归10g、赤芍10g、丹皮10g、泽泻10g、双花30g、公英15g、紫花地丁15g、土贝母15g、夏枯草15g、刘寄奴15g、生黄芪30g、青蒿30g、元参15g、生地10g、甘草10g。

可酌加姜黄、莪术、鳖甲、炮山甲等，以增强活血消积的作用。如积块疼痛，加五灵脂、玄胡索、路路通活血行气止痛。如痰瘀互结，舌苔白腻者，可加全瓜蒌、半夏、薤白等化痰散结药物。

第六节　原发性肝癌

原发性肝细胞癌是我国常见的恶性肿瘤之一，其死亡率在所有恶性肿瘤中居第三位，是我国位居第二的健康“杀手”。其病因主要从环境因素、饮用水的污染、粮食中黄曲霉素、病毒性肝炎、遗传因素等方面考虑。从肝癌的病理来看，大体可分为巨块型，癌块直径在 10cm 以上；结节型，结节呈单个或多个，大小不等，直径 0.5 ~ 6.5cm 不等；弥漫型，癌结节分布较弥漫，伴有轻度硬化，用肉眼观察有时与硬化结节难以区分。在组织学上可分为肝细胞型、胆管细胞型和混合型。

中医对“肝积”早有记载。《难经・五十六难》曰：“肝之积，名曰肥气。”《脉经・平五脏积聚脉证》曰：“诊得肝积，脉弦而细，两胁下痛……身无膏泽……爪甲枯黑。”《诸病源候论・积聚候》：“诊得肝积，脉弦而细，两胁下痛。”总之，肝癌由邪毒侵袭、饮食不节、七情内伤、年老久病致湿浊、瘀毒、气滞相互胶结，日久蕴结成瘤。

肝内血行转移发生最早，侵犯门静脉形成瘤栓最为常见，瘤栓脱落可在肝内引起多发性病灶；肝外血行转移以肺转移率最高，并可导致骨、肾上腺、脑等转移灶；肝癌转移肝门淋巴结最多见，也见转移到主动脉旁、锁骨上、胰、脾等处淋巴结的；种植转移偶尔可见腹膜癌及血性腹水；也可见女性巨大卵巢转移癌。

治疗肝癌常用中草药有：

（1）以毒攻毒类：蜈蚣、全蝎、土鳖虫、僵蚕等。

（2）清热解毒类：半枝莲、半边莲、白花蛇舌草、徐长卿、藤梨根、虎杖、白英、蛇莓、凌霄花、土茯苓等。

（3）活血化瘀类：桃仁、红花、三棱、莪术、丹参、苏木、血竭、刘寄奴、八月札、急性子、赤芍等。

（4）扶正培本类：党参、太子参、黄芪、白术、山药、红枣、花生衣、鸡血藤、当归、五味子、枸杞子等。

常用方剂有：逍遥散、桃红四物汤、茵陈蒿汤、当归补血汤、六味地黄丸、五苓散等。

一、肝郁气滞证

肝失疏泄，胁络受阻，气结成形作梗或气机逆乱，则胁下结块柔软，气属无形，时聚时散，攻窜胀痛。情绪悲恐不乐，肝失疏泄则气聚而发，情志舒畅则气通而散，故常因情绪变化而聚散。胁为肝之府，肝木克土，故脘胁之间时感不适，胸闷，善太息；肝气郁结，横逆乘脾犯胃，故脘腹胀满，纳少，嗳气。舌脉可见苔薄，脉弦为肝气不舒，气机不利之象。

治法：疏肝理气。

方药：逍遥散或柴胡疏肝散加减。

醋柴胡10g、当归10g、杭白芍10g、土茯苓15g、郁金10g、香附10g、青陈皮各10g、八月札15g、白术10g、公英10g。

若胁痛较重，可酌加郁金、川楝子、青皮以增强理气活血止痛之功。若兼见胁肋掣痛，口干口苦，烦躁易怒，尿黄便秘，舌红苔黄，脉弦数等气郁化火之象，可去方中辛温之川芎，酌加山栀子、丹皮、黄芩、夏枯草、龙胆草、川楝子、延胡索清肝调气止痛之品。若肝气横逆犯脾，脾失健运，兼见肠鸣腹泻者，可酌加茯苓、白术、泽泻、薏苡仁以健脾止泻。若肝郁化火，耗伤阴津，症见胁肋隐痛不休，遇劳加重，心烦，眩晕少寐，舌红少津，脉细者，可去方中川芎，酌配枸杞、菊花、首乌、丹皮、栀子、当归、麦冬、生地、玄参等滋阴清热。若肝胃不和，胃失和降，兼见呕恶泛酸者，可酌加半夏、陈皮、生姜、藿香、旋覆花或黄连、吴茱萸等以和胃降逆。

二、痰阻血瘀证

病久脾运失司，湿痰内生，痰食互阻，气机不畅，故可见腹胀或痛，便秘，纳呆。痰食阻滞，气聚不散，故腹部有物聚起。湿邪阻塞脉络，气血凝结日甚，则腹部积块明显，质地较硬，固定不移，隐痛或刺痛。病久正气日损，脾失健运，则形体消瘦，纳谷减少。舌脉可见舌质紫或有瘀斑瘀点，苔黄腻，脉细涩或弦滑，均为痰阻血瘀之征。

治法：健脾化湿，活血祛瘀。

方药:桃红四物汤合二陈汤或三仁汤或茵陈蒿汤加减。

桃仁10g、红花10g、熟地15g、当归15克、白芍10g、川芎10g、生地15g、三棱10g、莪术15g、元胡10g、杭白芍15g、生牡蛎30g、八月札20g、郁金10g、炮山甲6g、鳖甲10g、土鳖虫10g、白屈菜30g、凌霄花15g。

伴咳吐痰涎量多者可配合二陈汤；伴身目发黄、心烦口苦，小便色赤，大便黏滞等湿热重者，可配合三仁汤或茵陈蒿汤。另外，可加山楂、莱菔子以增强健胃消食的作用;若痰湿较重，胸脘满闷，呕恶痰涎，苔腻者，加陈皮、半夏、苍术、生姜以化痰祛湿降逆。

三、正虚瘀结证

瘤成日久，气结不行，脉络阻滞，血瘀日甚，故积块坚硬，隐痛或剧痛；气滞血瘀日久，中气大伤，运化无权，故饮食大减。气血生化乏源，机体失养，故体弱，肌肉瘦削，神倦乏力；血瘀日久，新血不生，颜面失养，故面色萎黄或黧黑；中气大伤，运化无权，水湿泛溢，故面肢浮肿；舌质淡紫，或光剥无苔，脉细数或弦细均为气血耗伤、血瘀之象。

治法：扶正抗癌。

方药：六味地黄丸合八珍汤加减。

熟地黄 15g、山茱萸 15g、牡丹皮 10g、山药 15g、茯苓 15g、泽泻 15g、当归 15g，川芎 10g，杭芍药 15g，太子参 15g，白术 15g，茯苓 15g，甘草 10g、龟板 30g、鳖甲 15g、龙葵 30g、桃仁 15g、旱莲草 30g、仙鹤草 30g。

若阴伤较甚，头晕目眩，舌光无苔，脉象细数者，可加生地、麦冬、枸杞、石斛；如牙龈出血，鼻衄，酌加丹皮、白茅根、三七等凉血化瘀止血；若畏寒肢肿，舌淡白，脉沉细者，加黄芪、肉桂、泽泻等以温阳利水。

第七节　肾癌、膀胱癌

肾癌是肾小管细胞发生的恶性肿瘤；膀胱癌是指来源于膀胱壁上皮组织和间质组织的恶性肿瘤。致病原因包括常接触合成橡胶、苯胺、芳香胺、联苯胺等致癌物质；泌尿系统的寄生虫病，也是重要的致病因素；有家族肿瘤病史；从事职业接触放射线物质；长期吸烟史；长期饮食含高饱和脂肪酸的食物。

古代中医对肾癌、膀胱癌没有专门论述，主要症状和体征在传统医学中称谓不一，大致属“尿血”、“癃闭”、“血淋”等范畴。传统医学对本病的认识可溯到2000多年前的《黄帝内经》，如《素问·宣明五气论》说：“膀胱不利为癃……”《素问·气厥论》指出：“胞移热于膀胱，则癃溺血。”《素问·四时刺逆从论》又说：“少阳……涩则病积溲血”等。隋·巢元方《诸病源候论》中“血淋者，是热淋之甚者，即尿血，谓之血淋”。总之，中医学认为本病为长期受毒邪侵袭而致脾肾两亏或身体素虚，脾肾不足，运化失司，气化不利，则水湿内停，湿聚成痰，久而生热，痰湿热下注于膀胱，灼伤血络而出血，或渐化为毒，毒热交织，腐蚀肌肉或痰阻血行，痰瘀热交搏成瘤。

癌瘤晚期常犯周围组织，并且可以侵入肾静脉及下腔静脉及腹主动脉旁的淋巴结，最后转移到纵隔、颈淋巴结，血行转移到肺、肝、脑、骨等部位。

孙师治疗肾癌、膀胱癌常用的中草药有：地榆、侧柏叶、白茅根、仙鹤草、鸡血藤、白花蛇舌草、水红花子、半枝莲、旱莲草、车前草、通草、板蓝根、薏苡仁、冬葵子、海浮石、海金沙、泽泻、忍冬藤、虎杖、紫花地丁、石见穿、元胡、金铃子、连翘。

一、湿热蕴毒证

外感湿热邪毒或脾虚水湿不化，郁久化热，湿热下注可见腰痛、腰腹坠胀不适，伴尿血、尿急、尿频、尿痛、发热。脾受湿困，精微不足则见消瘦，纳差。舌脉可见舌红苔黄腻，脉濡数。

治法：清热利湿，解毒通淋。

方药：二妙散加味。

苍术10g、黄柏10g、车前子15g、瞿麦10g、滑石10g、栀子10g、生甘草10g、泽泻10g、萹蓄10g、土茯苓15g、生薏苡仁30g、草河车30g、公英15g、白花蛇舌草30g、半枝莲30g、赤芍10g、海金沙10g、车前草10g。

伴寒热、口苦、呕恶者，可加黄芩、柴胡以和解少阳；若大便秘结、腹胀者，可重用生白术、枳实、莱菔子以通腑泄热；若阳明热证，加知母、石膏清气分之热；若气滞者，加青皮、乌药。若湿热伤阴者，加生地、石斛、麦冬以养阴清热；若热重出血多者，可加黄芩、白茅根、三七化瘀通络止血。

二、浊瘀阻塞证

病久痰阻血行，痰瘀交搏成瘤，可见腰腹疼痛，甚则腰腹部肿块，伴面色晦暗。舌脉见舌质紫暗或有瘀点、瘀斑，苔薄白，脉涩，均为瘀血内阻之象。

治法：行瘀散结，通利水道。

方药：桃红四物汤加减。

桃仁10g、红花10g、熟地15g、当归15克、白芍10g、川芎10g、生地15g、三棱10g、莪术15g、元胡10g、杭白芍15g、生牡蛎30g、八月札20g、郁金10g、炮山甲6g、鳖甲10g、土鳖虫10g。

伴咳吐痰涎量多者可配合二陈汤；伴身目发黄、心烦口苦，小便色赤，大便黏滞等湿热重者，可配合三仁汤或茵陈蒿汤。若痰湿较重，胸脘满闷，呕恶痰涎，苔腻者，加陈皮、半夏、苍术、生姜以化痰祛湿降逆。瘀血蓄结，血不归经，血尿较著者，酌减破血逐瘀的桃仁、红花，加三七、蒲黄化瘀止血；发热者，加丹皮、栀子清热凉血；旧血不去，新血不生，血虚明显者加阿胶、熟地、当归、芍药补血活血。

三、脾肾两虚证

病久脾肾受损，气损及阳，肾为腰府，失于温养，可见畏寒肢冷、腰痛。脾失运化，胃纳失职故腹胀、纳差、呕恶、便溏。气血不充，故消瘦，气短乏力。舌脉见舌质淡，苔薄白，脉沉细。

治法：健脾益肾，软坚散结。

方药：六味地黄丸合八珍汤加减。

熟地黄15g、山茱萸15g、牡丹皮10g、山药15g、土茯苓15g、泽泻15g、当归15g、川芎10g、杭芍药15g、太子参15g、白术15g、甘草10g、龟板30g、鳖甲15g、龙葵30g、海浮石10g、海金沙10g、旱莲草15g、车前草10g、泽泻10g、板蓝根10g。

若阴伤较甚，头晕目眩，舌光无苔，脉象细数者，可加生地、麦冬、枸杞、石斛；有热者加知母、黄柏；如牙龈出血，鼻衄，酌加黄芩、生地、丹皮、白茅根、三七等凉血化瘀止血；若畏寒肢肿，舌淡白，脉沉细者，加黄芪、肉桂、泽泻等以温阳利水。心悸失眠者，加酸枣仁、柏子仁、五味子养心安神；便秘者，加生白术、火麻仁、郁李仁润肠通便。

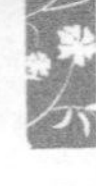

第八节　大肠癌

大肠癌是消化道常见的恶性肿瘤之一，包括结肠癌和直肠癌，发病率和死亡率有逐年上升的趋势，已成为我国的十大恶性肿瘤之一。发病原因主要与高脂肪、少纤维饮食习惯有关，其次与遗传、结肠腺瘤、息肉病、慢性炎症性病变等有一定关系。

在我国传统医学中，中医学称之为“癥瘕”、“积聚”、“脏毒”、“肠覃”、“锁肛痔”等。明张景岳认为“凡脾肾不足产后虚弱失调之人多有积聚之病”。又如清·王肯堂言“又有生平性情暴急，纵食膏粱，……蕴毒结于脏腑，火热流注肛门，结而为肿。”从情志、饮食等方面阐明了大肠癌的成因。综合诸医家的论述，一致认为本病的发生多因饮食不节、忧思抑郁、久泻久痢、劳倦体虚、感受外邪、湿毒蕴结等因素致脾胃受损，水谷精微不能运化输布，以致湿浊内生，邪滞肠道，日久积聚成块。

肝脏是结肠癌常见的转移部位，50%～70%的晚期大肠癌患者出现肝转移，15%～25%的患者在确诊时已发生肝转移，20%～35%的患者转移灶仅出现在肝脏。大肠癌肝转移是结肠癌患者死亡的主要原因，因此，结肠癌肝转移的治疗日益受到临床的重视。

孙师治疗肝癌常用中草药有：全瓜蒌、诃子肉、败酱草、乌梅、女贞子、薏苡仁、柏子仁、半枝莲、白花蛇舌草、泽泻、核桃树枝、山慈菇、黄药子、夏枯草、草河车、山茱萸、竹叶、肉苁蓉、铁树叶、土茯苓、槐角、槐花、石榴皮、马齿苋、苦参、刘寄奴、焦山楂、徐长卿等。常用方剂有：白头翁汤、槐花地榆散、参苓白术散、四神丸、四君子汤、知柏地黄丸、八珍汤等。

一、湿热郁毒证

湿热侵袭肠腑，灼血为瘀，热盛酿毒。湿热之邪壅滞肠中，气机不畅，传导失司，故可见腹痛、里急后重。湿热熏蒸肠道，脉络受伤，气血瘀滞，化为脓血，则见脓血便。湿热下注则肛口灼热、小便黄。湿邪上犯则恶心、胸闷。湿热阻隔津液上承则口干。里热甚则有壮热、烦渴。舌苔黄腻、脉象滑数为湿热蕴蒸之象。

治法：清热利湿，化瘀解毒。

方药：白头翁汤合槐花地榆汤加减。

白头翁 20g、败酱草 30g、马齿苋 30g、半枝莲 30g、炒地榆15g、槐花15g、生薏苡仁30g、川朴10g、苦参10g、广木香10g、川楝子10g、苍术15g、黄柏10g。

血虚明显者，可加当归、地黄、阿胶养血补脏；腹痛较著者可加香附、郁金行气活血定痛；大便脓血黏液，泻下臭秽，为热毒炽盛，加白花蛇舌草、败酱草以清热解毒。

二、脾肾阳虚证

病久中阳受损，中焦虚寒，脾阳不振，络脉不和，不荣而痛，可见腹部隐痛，寒得温则散，故按之温之痛减。气血不能温养脏腑肢体，故腰膝冷痛，畏寒肢冷。血得寒则凝，故腹内结块。气短怯寒，神倦懒言乃阳气虚之征。中州阳气不足，不能温运，寒湿因脾，脾阳不振，伤及肾阳，水湿不化，故小便短少，大便溏。舌脉可见舌质淡胖，有齿痕，苔薄白，脉沉细弱。

治法：温补脾肾。

方药：四君子汤合四神丸加减。

党参10g、茯苓10g、白术10g、肉豆蔻10g、五味子15g、吴茱萸10g、破故纸10g、黄芪30g、薏苡仁30g、赤芍10g、诃子肉10g、苍术10g、焦山楂10g、槟榔10g。

泄泻不止者，加肉豆蔻、赤石脂、禹余粮以收敛固涩；阳虚较甚，畏寒肢冷者，可加桂枝、细辛等温阳；阳虚便血紫黯者，加三七、蒲黄、仙鹤草化瘀止血。

三、肝肾阴虚证

病久肝肾阴虚，脏腑不荣，可见腹痛隐隐，腰膝酸软。阴伤日久，气血耗伤，津液枯竭，气机不利，则血瘀腹中结块。肝阴不足，阴不制阳，肝阳上亢者则见眩晕耳鸣。目窍失濡则视物昏花，目涩畏光。筋脉失濡则手足蠕动或肢体麻木，筋惕肉瞤。肾阴亏损，命火妄动，扰动精关而失固，故见遗精、早泄。阴虚则内热滋生，虚火扰动，故可见五心烦热或骨蒸潮热、盗汗。阴虚精亏则女子月经量少。舌红少苔，脉弦细数均为阴虚征象。

治法：滋肾养肝。

方药：知柏地黄丸加味。

知母 10g、黄柏 10g、生地 12g、枸杞子 30g、女贞子 15g、茯苓 10g、鳖甲 15g、山茱萸 15g、山药 15g、泽泻 10g、天麦冬各 15g、双花 30g、马齿苋 30g、败酱草 30g。

若津伤口干，加石斛、花粉；下焦蓄血，小便不利者，加益母草、泽兰等化瘀利水；如腹胀甚，加枳壳、大腹皮以行气消胀；便秘者，加生白术、火麻仁润肠通便；大便带血者，加三七、蒲黄、仙鹤草化瘀止血；潮热，烦躁，酌加青蒿、地骨皮、银柴胡以清虚热。

四、气血亏虚证

便血日久或中焦生化不足，气血不荣则心悸失眠，神疲乏力，头晕目眩，动则气短，脱发，面色苍白，爪甲不华，形体消瘦，妇女月经量少或经闭；气虚不能收摄则大便脱肛；舌质淡白，脉象细小或芤均为气血双亏之象。

治法：益气养血。

方药：十全大补汤加减。

黄芪30g、当归10g、白芍15g、熟地10g、太子参15g、白术10g、阿胶10g、生薏苡仁30g、甘草10g、肉桂6g、枸杞子30g、菟丝子10g、鸡血藤15g、槐花15g。

阳虚甚而汗出肢冷，加肉苁蓉、黄芪、煅龙骨、煅牡蛎；阴虚甚者，重用麦冬、地黄、阿胶，加党参、石斛；自汗盗汗者，加麻黄根、山萸肉、煅龙骨、煅牡蛎、糯稻根收敛止汗；纳呆腹胀，加代赭石、鸡内金、谷麦芽、焦槟榔、莱菔子、枳壳健脾助运；神疲乏力，气短，重用人参、黄芪、白术、炙甘草益气；少佐肉桂，取少火生气之意；失眠多梦，加合欢皮、夜交藤、远志等养心安神；若热病后期损及心阴而心悸、脉结代者，以生脉散加减，有益气养阴补心之功，本方人参补益元气，麦冬养阴，五味子收敛耗散之心气，三药合用，有益气养阴补心之功。

大肠癌兼夹症状的药物加减治疗：

（1）热毒炽盛者：加土茯苓 15g、草河车 30g、肿节风 15g、木鳖子 10g、苦参 10g、黄柏 10g、黄连 10g、地榆 15g、槐米 15g 等。

（2）泄泻不止者：加车前草 15g、猪苓 30g、瞿麦 10g、泽泻 15g，分利走前法。固涩用：炒乌梅 10g、石榴皮 10g、诃子肉 15g、罂粟壳 10g、儿茶 10g、赤石脂 10g、禹余粮 10g 等。

（3）出血者：大小蓟各 10g、三七粉 5g 分冲、血余炭 15g、伏龙肝 30g、莲房炭 10g、棕榈炭 10g、侧柏炭 10g、地榆炭 10g、槐花炭 10g、云南白药 2g 分冲服。

（4）肿块增大疼痛者：

软坚药：夏枯草 15 ~ 30g、海蛤壳 15g、生牡蛎 15g、海藻 15g、昆布 15g、土贝母 15g、莪术 15g、山慈菇 10g、刘寄奴 10g 等。

止痛药：白屈菜 15g、元胡 10g、沉香 10g、川楝子 10g、厚朴 10g、花椒 10g、细辛 3g、狼毒 5g、荜茇 10g 等。

里急后重者：木香 10g、酒炙大黄 10g、槟榔 10g、炒山楂 10g、石榴皮 10g。

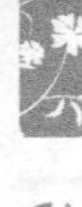

第九节　宫颈癌

女性生殖器官癌瘤有子宫颈癌、子宫内膜癌、绒毛膜上皮癌、卵巢癌、阴道癌、外阴癌，其中子宫颈癌为最常见的癌瘤。子宫颈癌发病原因尚不清楚，多数学者认为宫颈癌是多种因素作用的结果。已婚妇女和单身妇女发病率高，早婚和早期开始性交的妇女发病率高，发病率随妊娠次数增多而增高；子宫颈癌与社会经济情况有关，低收入人群发病率高于高收入人群。

中医学对于宫颈癌的主要症状，如崩漏、带下、癥瘕的病因病机阐述较多，如《内经》云："盖冲任失调，督脉失司，带脉不固，因而带下。"金代李东垣指出："妇人崩中者，由脏腑损伤冲任二脉，气血俱虚故也。二脉为经脉之海，血气之行，外循经络，内荣脏腑。若劳动过极，脏腑俱伤，冲任之气虚，不能制约其经血，故忽然而下，谓之崩中暴下。"《景岳全书》指出："盖积者……由渐而成者也……凡汁沫凝聚成癥块者，皆积之类，其病多在血分，血有形而静也。"《医宗必读·积聚》云："积之成毒，正气不足，而后邪气踞之。”总之，其病因病机是脏腑虚损，正气先伤，七情郁结，水不涵木，木旺克土，脾失健运，水湿内聚，蕴而成痰，邪毒瘀阻与痰湿互结所致，属本虚标实证。

随着病情的进展，子宫颈癌向三个方面发展，穹窿、阴道、子宫体和宫旁，到晚期侵犯膀胱和直肠，并进一步侵犯输尿管。通过子宫旁组织淋巴管，子宫颈癌可以转移到髂外及下腹淋巴管，血行到远处并不多见。绝大多数的子宫颈癌到很晚期病变仍局限在盆腔。

孙师治疗子宫颈癌常用双花、地丁、蒲公英、丹皮、生地、白鲜皮、黄柏、马齿苋、槐花、地榆、白头翁、蛇床子、白花蛇舌草、半枝莲、赤白芍。常用方剂有：二妙散、逍遥散、四神丸、四君子汤、知柏地黄丸、完带汤、固冲丸。

一、湿热瘀毒证

湿热毒邪或寒湿化热阻塞下焦，内蕴血分，灼伤阴液，血结成瘀，排出于外，可见阴道血块；湿热下注则带下黄稠，下腹或臀、骶疼痛，尿赤；火炎上焦可伴有心烦、口苦；火炎中焦则不思饮食或恶心。舌绛紫苔厚腻或黄腻。

治法：清热解毒，活血抗癌。

方药：二妙散加味。

苍术10g、黄柏10g、双花30g、蒲公英15g、萹蓄10g、土茯苓15g、生薏苡仁30g、草河车30g、白花蛇舌草30g、半枝莲30g、赤芍10g、桃仁10g、三棱15g、莪术15g。

伴寒热、口苦、呕恶者，可加黄芩、柴胡以和解少阳；若大便秘结、腹胀者，可重用生白术、枳实以通腑泄热；若阳明热证，加知母、石膏清气分之热；若气滞者，加青皮、乌药；若湿热伤阴者去大黄，加生地黄、知母、白茅根以养阴清热。

二、肝郁气滞证

情志内伤，肝气失于疏泄，经气不畅，则可见肝经循行部位胀闷疼痛如少腹胀感，两胁窜痛；肝胆相表里，肝胆不宁，胆汁上溢则口苦咽干，肝气失疏，肾失封藏则女子白带稍多，且月经不调，经常出现阴道不明原因的流血。

治法：疏肝理气，解毒散结。

方药：逍遥散加减。

柴胡10g、杭白芍15g、当归15g、土茯苓10g、炒白术 15g、生甘草 10g、薄荷 10g、青陈皮各 10g、郁金 10g、香附 10g、半枝莲 30g、川楝子 10g、黄芩 10、川芎 10g、白花蛇舌草 30g、半枝莲 10g、蛇莓 10g、陈皮 10g、枳壳 10g。

热偏盛而见心烦易怒、脉数者可加丹皮、栀子、黄芩等;伴寒热、口苦、呕恶者，可加黄芩、柴胡以和解少阳。

三、肝肾阴虚证

肝肾阴虚，阴血不足，故可见阴道流血，但量少色红；内有虚热则带下色微黄，或如块状；肝肾不足，耳目失养则可见头晕耳鸣，目眩口干，腰膝酸软；阴虚阳亢则手足心热，夜寐不安，便秘尿赤。舌红、苔少，脉弦细均为肝肾阴虚之象。

治法：滋养肝肾，解毒育阴。

方药：知柏地黄丸加减。

知母 10g、黄柏 10g、山药 15g、生熟地黄各 15g，山茱萸 15g、牡丹皮 15g、土茯苓 30g、泽泻 10g、旱莲草 15g、草河车 30g、白花蛇舌草 30g、茜草 10g、枸杞子 30g、女贞子 15g、白鲜皮 15g、败酱草 15g、马齿苋 15g。

若津伤口干，加石斛、花粉、芦根、知母；腹胀甚，加枳壳、莱菔子以行气消胀；便秘者，加生白术、火麻仁

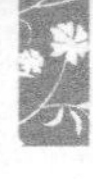

润肠通便；大便带血者，加三七、蒲黄、仙鹤草化瘀止血；潮热，烦躁，酌加地骨皮、青蒿、黄芩、栀子以清虚热。

四、脾肾阳虚证

病久损伤脾肾阳气时可见少量阴道流血，色青紫；机体失养则神疲乏力，腰酸膝冷，白带清稀而多，或有四肢困倦，畏冷；中焦不能温运则纳少，大便先干后溏；中阳下陷则少腹坠胀。舌质胖、淡，苔白润。

治法：健脾温肾。

方药：四君子汤合四神丸加减。

党参15g、炮附子6g、破故纸15g、炒白术15g、川断15g、土茯苓10g、吴茱萸10g、肉豆蔻10g、五味子10g、杭白芍15g、白花蛇舌草30g。

泄泻不止者，加禹余粮、赤石脂以收敛固涩；阳虚较甚，畏寒肢冷者，可加桂枝、细辛等温阳；阳虚出血紫黯者，加炮姜、仙鹤草温阳化瘀止血；中阳下陷者可配合补中益气汤。

宫颈癌兼夹症状的药物加减治疗：

出血多者：灶心土、三七粉、小蓟、白茅根、茜草、生蒲黄、仙鹤草。

疼痛重者：气滞者加元胡、川楝子、香附、郁金；血瘀者加五灵脂、乳香、桃仁、红花、赤芍。

腰痛者：加川断、桑寄生、狗脊、杜仲。

带下黄稠者：加苦参、黄柏、土茯苓、苍术。

便秘者：加火麻仁、生白术、瓜蒌仁、莱菔子、肉苁蓉、芒硝等。

尿频者加：萆薢、白果、瞿麦、泽泻、车前草、桑螵蛸等。

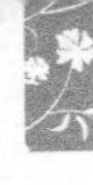

第十节 胰腺癌

胰腺癌是常见的胰腺肿瘤，是一种恶性程度很高，诊断和治疗都很困难的消化道恶性肿瘤，多发生于胰头部。腹痛及无痛性黄疸为胰头癌的常见症状。目前尚无资料证实其病因学因素，胰腺癌与慢性和急性胰腺炎及其后遗症之间并无明确关系，但与胆结石、肝硬化有一定关系。在吸烟和从事化学工业的工作者中，胰腺癌发病趋势较高；过度甜食、过饮咖啡、高油脂饮食习惯也可能与胰腺癌有关。胰腺癌的组织类型有以下几个：腺癌、未分化癌、鳞状细胞癌。

中医对胰腺癌的病证表现及其病因病机的认识在《黄帝内经》及以后的历代医籍中都有所记载和描述。如《难经·五十五难》有五种积，其中“脾之积为痞气”，在胃脘部，覆大如盘，可以出现黄疸，饮食不为肌肤，与胰腺癌有所相似。此外，隋代巢元方著《诸病源候论》中说：“皆由寒温不调，饮食不化，与脏气相搏结所生也。”《医学入门·丹台玉案》云：“有寒客之则阻不行，有热内生郁而不散，有食积、死血、湿痰结滞妨碍升降，有怒气伤肝，木来克土，有伤劳倦、血虚、气虚则运化自迟，皆能作痛。”以上论述指出了胰腺癌的发病可能与饮食失节、七情不遂、寒温失调、诸般内伤等因素有关，在病机上主要表现为湿热、痰结、血瘀相互搏结，影响气机的畅达，而形成癌肿。

孙师治疗胰腺癌常用中草药是：茵陈、竹茹、板蓝根、车前草、虎杖、紫花地丁、豨莶草、白花蛇舌草、水红花子、半边莲、半枝莲、薏苡仁、山慈菇、旱莲草、龙胆草、仙鹤草、莱菔子、龙葵、白英、茯苓皮。晚期发现肝转移者加用：柴胡、郁金、金铃子、延胡索、石打穿、红花、夏枯草、海藻。

常用方剂有：逍遥散、四苓散、茵陈蒿汤、龙蛇羊泉汤、桃红四物汤、五味消毒饮、八珍汤、四君子汤、黄芪建中汤等。

一、湿热郁阻证

湿热毒邪外袭或水湿不化郁而化热，阻于中焦，气机不利可见脘腹胀闷，时或疼痛；脾胃失于运化则口苦纳呆、消瘦，大便秘结或溏薄；热迫胆汁外溢则身目俱黄；湿热下注则小便短赤。舌质红，舌苔黄腻，脉象滑数或濡滑均

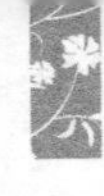

为湿热郁阻之象。

治法：清热祛湿，利胆解毒。

方药：茵陈蒿汤或四苓散合龙蛇羊泉汤加减。

（茵陈 15～30g、栀子 15g）或（茯苓 15g、猪苓 15g、泽泻 15g、炒白术 10g）加郁金 10g、黄芩 10g、蜀羊泉 15g、蛇莓 15g、虎杖 10g、焦山楂、神曲各 15、半枝莲 30g、木香 10g、栀子 10g、龙葵 12g。

热甚则用茵陈蒿汤，热不甚则用四苓散；腹痛较剧者加川楝子、元胡；恶呕重者加橘皮、竹茹、半夏、陈皮；发热较重者加黄芩、知母；大便溏薄者配合参苓白术散。

二、气血瘀滞证

情志内伤，气机失于畅达，由气及血，气结血瘀，停留局部日久腹部可扪及包块，腹上区疼痛不已，呈持续性，常累及腰背，平卧痛剧，前躬及屈腿可减轻；肝逆犯胃则胸腹胀满，恶心呕吐或呃逆，食少纳呆，口干口苦，形体消瘦；舌脉见舌质淡红、暗红或青紫，有瘀斑，舌苔薄或微腻，脉象弦细涩均为气血瘀滞之象。

治法：行气活血，化瘀软坚。

方药：丹栀逍遥散或桃红四物汤合五味消毒饮加减。（丹皮 10g、栀子 10g、柴胡 10g、杭白芍 15g、土茯苓 15g、炒白术 10g、薄荷 10g、生姜 10g）或（桃仁 10g、红花 10g、当归 10g，生地 15g、赤芍 10g、川芎 10g）加银花 15g、紫花地丁 15g、蒲公英 10g、天葵子 10g、野菊花 10g、藤梨根 15g、莪术 15g、炮山甲 6g、鳖甲 10g、浙贝母 10g、白屈菜 30g、白花蛇舌草 30g、八月札 10g、藤梨根 30g。

血瘀不甚者用丹栀逍遥散，血瘀甚者桃红四物汤；伴有黄疸者加茵陈、黄芩、虎杖；胸腹满胀剧者加瓜蒌皮、木香、大腹皮；疼痛剧烈者加三棱、五灵脂、蒲黄；食欲不振加鸡内金、谷麦芽；消化道出血者加仙鹤草、生蒲黄；便秘加生白术、火麻仁、升麻。

三、阴虚热毒证

病久阴伤不能制阳则见低热不退，口干，烦躁失眠，大便干，小便黄；机体失养则消瘦神疲，食少纳呆；舌脉可见舌质鲜红或嫩红或红暗，少津，舌苔少或光，脉象弦细数或虚均为阴虚热毒之象。

治法：养阴生津，泻火解毒。

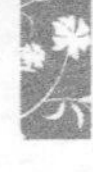

方药：杞菊地黄丸或知柏地黄丸加减。

（知母 10g、黄柏 10g）或（枸杞子 15g、菊花 15g）加熟地黄 15g、山茱萸 10g、牡丹皮 10g、茯苓 15g、泽泻 10g、山药 15g、生地 15g、元参 15g、黄芩 10g、石斛 10g、知母 10g、金银花 12g、半边莲 30g、白花蛇舌草 30g、白茅根 15g、天花粉 15g、太子参 12g、全瓜蒌 12g、川楝子 9g、鸡内金 10g。

伴气虚者加黄芪、太子参、炒白术、土茯苓；血瘀证明显加三棱、莪术；腹部胀满者加八月札、制香附；腹水较多者加泽泻、猪苓。

四、气血双亏证

病至后期，脏腑机能衰竭，脾为气血生化之源，脾运失健，影响胃之受纳，故纳差食少。心血不足，故心悸不安，健忘，失眠；血脉不充，肌体失养，故体倦乏力。气血不能上荣，故面色萎黄，口唇色淡。苔白薄，脉细弱，均为气血双亏之象。

治法：健脾益气，养血安神。

方药：八珍汤加减。

太子参 15g、黄芪 30g、生熟地各 15g、当归 15g、川芎 10g、杭白芍 15g、炒白术 15g、土茯苓 15g、肉桂 6g、黄精 15g、何首乌 15g、夏枯草 15g、半枝莲 15g、白花蛇舌草 30g、炒枣仁 15g、合欢皮 10g、焦楂曲各 15g、生甘草 10g。

潮热重者加地骨皮、茵陈蒿、鳖甲养阴清热；盗汗重者可合牡蛎散固表敛汗，自汗重者加玉屏风散。

第十一节　甲状腺癌

甲状腺癌即甲状腺组织的癌变，约占全部癌症的1%。甲状腺癌是近20多年发病率增长最快的实体恶性肿瘤。甲状腺癌的发生可能与饮食因素（摄碘过量或缺碘均可使甲状腺的结构和功能发生改变），放射性损伤，雌激素分泌紊乱，遗传因素，其他甲状腺病变如慢性甲状腺炎、结节性甲状腺肿有关。甲状腺癌分为乳头状腺癌、滤泡状腺癌、髓样癌、未分化癌、鳞状细胞癌。

中医学将之称为“石瘿”，并论述了石瘿的病因、症状及预后，如《外台秘要》曰：“水瘿、气瘿可差，石瘿不可治疗”。《诸病源候论·瘿候》所曰：“亦由饮沙水，沙随气入于脉，搏颈下而成之”。《圣济总录·瘿瘤门》论曰：“山居多瘿颈，处险而瘿也”。《圣济总录》记载：“（瘿病）妇女多有之，缘忧患有甚于男子也”。说明前人已注意到瘿与环境水土及情志内伤等因素的关系。《外科正宗》指出“非阴阳正气结肿，乃五脏瘀血、浊气、痰滞而成。”因此，甲状腺癌病因情志内伤，肝气失疏，或脾气受损，运化失司，津液失去布敷，凝聚成痰，痰气胶结，郁阻血行，留滞于颈，遂成瘿瘤。另外，放射外毒也是甲状腺癌产生的重要因素。

癌细胞从原发部位出发，沿组织间隙、淋巴管、血管侵入临近正常的甲状腺组织。血行转移中，甲状腺癌细胞先侵入血道继而转移至全身，如肺、肝、胸腔、骨髓等处。甲状腺癌常伴有同侧颈淋巴结转移，颈部各区中除颏区外其他各区均可累及，约有4%的病例出现对侧淋巴结转移。

治疗胰腺癌常用中草药有：柴胡、赤白芍、虎杖、半枝莲、夏枯草、海藻、昆布、海蛤壳、海浮石、黄药子、牡蛎、草河车、蒲公英、山慈菇、川贝母、白花蛇舌草、白英、青皮、郁金、石菖蒲、全蝎、干蟾皮。

常用方剂有：逍遥散、二陈汤、生脉散、八珍汤、龙蛇羊泉汤、桃红四物汤、五味消毒饮、四君子汤、黄芪建中汤等。

一、肝郁痰凝证

情志内伤，肝逆犯脾或脾气受损，土虚木乘，痰湿内生，阻于中焦，可见胸闷痰多；精微不布则肢体倦怠、胃纳不佳；肝经布两胁，肝气不疏则胸胁满闷；痰湿胶结颈

部则见颈部肿块质硬，不随吞咽上下；舌脉可见舌质淡暗、苔白腻，脉弦滑。

治法：疏肝健脾，化痰消瘿。

方药：逍遥散合二陈汤加减。

柴胡10g、土茯苓15g、杭白芍15g、炒白术10g、薄荷10g、生姜10g、法半夏10g、陈皮10g、茯苓15g、甘草10g、青皮10g、贝母10g、夏枯草10g、黄药子10g、草河车15g。

有热象者加丹皮、栀子；病程日久，伴纳呆乏力明显，加黄芪，太子参，以益气健脾；伴瘀血、肿块坚硬，加黄药子、三棱、莪术、露蜂房、僵蚕、炮山甲以化瘀散结；伴头晕心悸、脸色无华，加鸡血藤，当归以养血补血；胸闷不舒明显者，加郁金、威灵仙理气开郁；郁久化火而见烦热、舌红苔黄、脉数者，加夏枯草、丹皮、赤芍、玄参、栀子清热散结消瘿；纳差、便溏者，加白术、茯苓、山药健脾益气。

二、阴虚火旺证

痰气郁结日久化火伤阴，心阴亏虚，心失所养，可见心悸不宁，心烦少寐；火热迫津外泄，故易出涩；肝阴亏虚，筋脉失养，则倦怠乏力；肝开窍于目，目失所养则眼干目涩；肝阴亏虚，虚风内乱，则手指及舌体颤抖。舌脉见舌质红，苔少或无苔，脉弦细数。

治法：滋阴降火，宁心柔肝。

方药：生脉散加减。

生地15g、沙参15g、五味子10g、麦冬15g、远志10g、土茯苓15g、旱莲草10g、夏枯草10g、生牡蛎15g。

肾阴亏虚而见耳鸣、腰酸膝软者，酌加龟板、桑寄生、牛膝、女贞子、菟丝子滋补肾阴；脾胃运化失调致大便稀溏，便次增加者，加白术、薏苡仁、山药、麦芽健运脾胃；病久正气伤耗、精血不足而见消瘦乏力。妇女月经量少或经闭，男子阳痿者，可酌加黄芪、山茱萸、熟地、枸杞子、制首乌等补益正气、滋养精血。

三、气血两虚证

发病日久，脾胃受损，气血生化不足，可见面色无华、头晕心悸、短气乏力、纳呆食少、形体消瘦、大便溏薄或秘结。舌脉见舌质暗淡或淡白，苔白，脉细无力或细涩。

治法：益气养血，解毒散结。

方药：八珍汤加减。

太子参15g、黄芪30g、生熟地各15g、当归15g、炒白术15g、土茯苓15g、肉桂6g、黄精15g、何首乌15g、夏枯草15g、半枝莲15g、白花蛇舌草30g、海藻10g。

潮热重者加地骨皮、茵陈蒿、鳖甲养阴清热；盗汗重者可合牡蛎散固表敛汗，自汗重者加玉屏风散；伴心悸失眠，加夜交藤15g，酸枣仁10g，以养心安神；伴大便溏薄，加薏苡仁，苍术以燥湿健脾，或加车前草、猪苓、瞿麦、泽泻分利走前法。

调护

既病之后，应做到早期发现，早期诊断，早期治疗。在癌症初起时予以控制，不使其扩大，癌症的发生、发展均有它的规律，要掌握病情，必须要有预见性。要使患者树立战胜疾病的信心，积极配合治疗，起居有节，调畅情志，宜进易于消化而富于营养的食物，禁食辛辣腌炸、海膻发物，适当参加锻炼。

【第五章】

常用药物的临床应用

第一节　动物类药

动物类药是来源于动物的药物，可以是动物的全体、组织器官或生理病理产物等。近年来动物类药物在恶性肿瘤的治疗中已经取得了令人瞩目的疗效。孙师对动物药的认识、临证遣药组方有许多独到的见解和创新之处，应用动物类药物并配合其他药物随证加减，治疗各类恶性肿瘤，常能事半功倍，屡起沉疴。

一、运用虫类药物的理论依据

孙师认为，远在商周时期的甲骨文中就有蛇、麝、犀牛等40余种药用动物的记载。该类药物因其疗效的确切性获得反复验证，毒副反应也得到了最大程度的避免，因此，对于它们我们应常用之、善用之。在运用虫类药物治疗肿瘤过程中，必须遵循传统中医学的基本原则，首先要认清病机，辨证论治，灵活发挥。每制一方切要量小而类多，既获其效又不致发生毒副反应；其次，必须详辨标本虚实的主次，即邪毒与正气的孰轻孰重：癌症初期邪盛而正虚不明显，应以实证为主要病机，中晚期由于癌症患者素体多虚，加之癌症病变耗伤人体之气血，故多出现正气亏虚的病机转变；邪实又当分气滞、血瘀、痰结、湿聚、热毒等；正虚又当分气血阴阳偏虚的不同。

依中医学理论，动物类药物与植物类药物比较具有两个特点：一是其性善走攻窜，故可用以活血祛瘀、舒筋活络、豁痰开窍、以毒攻毒。肿瘤早中期常因气滞血瘀，痰湿不化，痰瘀毒聚，结而成块所致；故以虫类药化痰祛瘀通络，以畅通脉络气血、减少毒邪的蕴积。二是该类药属血肉有情之品，多可滋补人之精血，此种以鸟类及水生陆生动物类药为主。肿瘤中晚期常“精气夺则虚”，凡见素体虚弱及多种慢性病过程中的正气不足，脏腑功能减弱，抗病能力低下，表现出机能不足或物质亏乏以及阴阳互损的虚惫状态，都可用其扶助正气，增强体质，提高机体抗病能力，也体现了“虚则补之”、“损者益之”、“精不足者补之以味，形不足者温之以气”治疗原则。孙师常用的虫类药有僵蚕、蟾皮、白花蛇、九香虫、穿山甲、全蝎、蜈蚣、蝉蜕、土鳖虫、地龙、蜂房、鼠妇等。

二、虫类药组方治癌范围广泛

根据病理属性的不同，邪正盛衰的主次，并结合动物类中药的药性，见坚痞积块、癥瘕积聚者用全蝎、蜈蚣、壁虎等攻坚破积，或用山甲、鳖甲等软坚散结。风痰内扰者用白僵蚕、地龙等祛风解痉，化痰散结。烦躁惊狂宜用牡蛎、龙骨镇惊安神。脉结代，心动悸可配用阿胶以养血复脉。“痞块坚硬”配用蝼蛄、鼠妇、蜂房以化痰逐瘀。肾阳虚衰者用九香虫、全蝎等壮阳益肾。毒邪壅滞或癌溃于外，导致痈肿、恶疽顽疮等宜解毒消肿，收敛生肌，配以鸡内金、五倍子等;肺肾两虚之虚喘，肾阳虚衰之阳痿、遗尿或小便失禁者常用桑螵蛸等补益培本。

三、常用虫类药的配伍

（一）地龙与僵蚕

1. 地龙

味咸，性寒；归肝、脾、膀胱经。有清热，镇痉，解毒等功效。

2. 僵蚕

味辛、咸，性平；具有祛风解痉、化痰散结、清热解毒燥湿的功效。

两者共同点，都有息风止痉的作用；均适用于痰热亢盛所致的惊痫抽搐。不同的是，地龙咸寒，善于走窜，长于清热息风；而僵蚕属辛、平之品，长于化痰息风。二者相合，对于肿瘤术后神经恢复期或肿瘤放射治疗后遗症

（如放射性脊髓损伤和放射性脑病），表现为肢体麻木、瘫软或震颤，触电感并向远端放射，精神异常如多语、语无伦次，表情呆滞等，辨证属风痰内阻或痰火内盛患者有良好效果。现代研究提示两药提取物可能是通过提高机体免疫能力而抑制肿瘤细胞生长的。小鼠腹腔注射两药提取物可使胸腺及脾脏有核细胞数明显增加，脾脏自然杀伤细胞及抗体依赖细胞介导细胞毒活性也显著高于对照组。

（二）全蝎与蜈蚣

1. 全蝎

全蝎，味辛、性平，有小毒；归肝经。善舒筋透骨，通络止痛，开气血之痹，攻毒散结，消痈疗疮。全蝎提取液对肿瘤细胞化学的影响，可使瘤组织的 DNA 明显减少，表明全蝎对带瘤小鼠的肿瘤生长有明显的抑制作用。其抗癌有效物质为蝎毒蛋白，对消化道、乳腺、皮肤、鼻咽、淋巴等部位的癌症作用明显，对癌性疼痛的止痛有特效。

2. 蜈蚣

蜈蚣，味辛，性温，有毒；归肝经。功善败毒抗癌、息风解痉、退炎治疮。张锡纯曾谓之“走窜之力最速，内而脏腑，外而经络，凡气血凝聚之处，皆能开之，其性尤善搜风”。从蜈蚣的毒液中提取的蜈蚣毒蛋白，是其主要的抗癌物质，对多部位的癌症有较好的抑制和镇痛作用。

二者相须为用，镇惊息风、破血祛瘀，治疗原发性脑瘤或脑转移瘤见头痛、眩晕、恶心、呕吐，甚至谵语、抽搐、昏迷等全身症状，辨证为风痰瘀阻者疗效显著。

(三) 鳖甲与山甲

1. 鳖甲

味咸，性微寒；归肝、肾经；有滋阴潜阳、软坚散结之功效。用于阴虚发热，劳热骨蒸，虚风内动，经闭，癥瘕，久疟疟母。

2. 山甲

味咸，性微寒；归肝、胃经。有活血散结，消痈溃坚之功效。主血瘀经闭，癥瘕，痈肿，瘰疬等症。正如《医林纂要》所说："杀虫，行血，攻坚散瘀。"

二者相伍，皆归肝经，柔肝护肝，使肝体柔润、血脉通达、阴阳平衡。现代研究表明，两药均能抑制结缔组织的增生，可消结块。因此，凡瘀血凝痛、癥瘕积聚等病证用之皆有良效。

(四) 鼠妇与蜂房

1. 鼠妇

味酸、性温，无毒；归肝、胃二经；有清热解毒、破瘀消痈、止痛镇静之功效。

2. 露蜂房

味苦、性辛、平；有毒；归肝、胃二经。有祛风止痛、攻毒消痈之功效。

二者相合，祛瘀消痈，对坚痞积块、癥瘕积聚有推陈致新的效果，且临床止痛，既无副作用，且镇痛持久。

（五）蜂房与血余炭

1. 露蜂房（如前述）

2. 血余炭

味苦，性温，乃血之余，入血分而能活血化瘀，而又止血，清代医家周岩曰："要不可忘其为消癖之厉剂。"现代药理学表明：血余炭有一定的止血作用。血余炭水煎液或醇提取液可明显缩短出血时间，血余炭粗晶液可加速血凝作用。

两药相伍，解毒散结，活血而不伤血，对癌毒结聚于内，阻塞经隧，导致血不归经，而致出血者可配用。

（六）鹿角霜与九香虫

1. 鹿角霜

性温，味咸、涩；归脾、胃经。主治同鹿角胶，功效略缓。善治脾胃虚寒，食少便溏，胃反呕吐。

2. 九香虫

性温，味咸；归肝、脾、肾经；可理气止痛、温中助阳。主治腹寒胀痛，肝胃气痛。《开宝方》曰“主心腹卒痛，散满下气”。皆取温香行散之意，其气芳香，入脾胃药中，大有扶脾顺气、开胃消食之功。

二者相伍，温而不热，补而不滞，即可扶助正气，又可治理气滞腹痛。对于病在中焦，肿瘤术后辨证属中焦虚寒者，可谓一举两得。

四、运用虫类药的注意事项

动物类药物临床应用需注意：①应遵循中医学理论原则，以整体观和辨证施治为指导，同时结合现代药理学实验的研究。②须分清疾病的轻重缓急，虚实主次。病属初起，毒邪正盛，正气未虚，可耐虫类攻伐；中后期，正气大虚，用之应慎，可用鸟类及水生陆生动物类等血肉有情之品，以滋补人之精血。③脾胃为后天之本，正气之源，首当顾护，切忌虫药肆意攻伐。对胃肠功能不佳，汤药难下者，当以调和为贵，以小剂辛开苦降方药，使气得升降，则脾胃自和。④动物类药物作用峻烈，常有毒性，易生毒副作用或过敏反应，临床应用应多加注意。

第二节　常用对药

孙师治癌常两药相伍，其间有源于经方者，有源于孙师独创者，常获得显著的临床疗效，有效地延长了病人的生命并提高了患者的生存质量。对于对药的认识，最早来源于《神农本草经》，书中指出：“药有七情……有单行者，有相须者，有相使者，有相畏者，有相恶者，有相反者，有相杀者。凡此七情，合而视之，当用相须、相使者良，勿用相恶、相反者。若有毒宜制，可用相畏、相杀者，不尔，勿合用也。”后世对中药“七情和合”有进一步深入的认识，不断地丰富了对药的内容。

对药的主要作用是增强疗效、减弱毒性、升清降浊、寒热互制、阴阳双调、气血双补、补泻兼施、开合并用等。孙师认为，肿瘤是一种全身属虚，局部属实，本虚标实的病证。治病求本，扶助正气，贯穿肿瘤治疗的始终。特别是肿瘤术后标实骤解，正气大虚，治疗当以扶正培本、解毒散结为主，兼以祛痰化瘀、活血通络。在长期恶性肿瘤的治疗中，孙师于辨证论证的基础上判明病因、

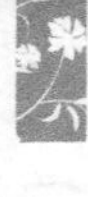

病位、病性、病势，灵活运用以上对药，临证加减，并掌握中药的四气五味、升降浮沉等特性，遣方用药，扶正祛邪，取得较好的临床疗效。现将孙师用于恶性肿瘤的部分对药，从证型治疗角度进行整理，加以注释，以便于临床借鉴。

一、旋覆花与海浮石

1. 旋覆花

其性沉降，味辛、咸。辛则善散善行，故能宣散肺气达于皮毛；咸能入肾，故能纳气下行以归根，并引胃中之痰涎或水饮息息下行而从浊道出，不复上逆犯肺，肺自清虚。是一药之功，三脏戴泽，三焦通利矣，实为治咳之要药。孙师用旋覆花，并不完全局限于风寒喘嗽、痰多气壅等症，即或是肝肺不调之干咳少痰或肺肾亏虚之劳嗽，亦屡屡用之，其运用之广，诚如《本草汇言》所说："用旋覆花，虚实寒热，随证加入，无不应手获效。"

2. 海浮石

性味咸、寒，寒能清肺降火，咸能软坚化痰，善清肺热，化老痰，治痰热壅肺，咳喘咯痰黄稠者。《本草纲目》曰："浮石，气味咸寒，润下之用也。"故入肺除上焦痰热，止咳嗽而软坚，清其上源。现代中药药理研究表明：海浮石有促进尿液分泌及祛除支气管分泌物的作用。

二药相伍，一清一宣，孙师常用于治疗肺癌术后兼有肺气郁闭，热不得越，秽浊阻塞，热遏胸中，大气不行，以致升降不灵，诸窍闭滞，辨证属痰热互结者。

二、萆薢与白果

1. 萆薢

性平，味苦，入膀胱经而利湿去浊。《本草纲目》谓："萆薢能治阳明之湿而固下焦，故能祛浊分清。"《本草正义》曰："萆薢……通脉络而利筋骨，入药用根，则沉坠下降，故主治下焦。虽微苦能泄，而质轻气清，色味皆淡，则清热理湿。"

2. 白果

性平，味甘、苦、涩，归经肺、肾经。功能收敛除湿，可治疗小便白浊，小便频数、遗尿。《本草纲目》曰："银杏，其气薄味厚，性涩而收，益肺气，定喘嗽，缩小便。"

二者合用，一利一收，共奏疏理下焦、通利小便、分清别浊之功效。孙师常用于治疗膀胱癌术后气化无权，收摄无度，致小便白浊、频数无度、淋漓不爽等症，证属下焦亏虚，湿浊内蕴者。

三、鹿角霜与甘松

1. 鹿角霜

性温，味咸、涩，归脾、胃经。主治同鹿角胶，功效略缓。善治脾胃虚寒，食少便溏，胃反呕吐。

2. 甘松

性温，味辛、甘，归脾、胃经。功能理气止痛、醒脾健胃。主治脘腹胀痛、不思饮食。《本草纲目》曰："甘松，芳香能开脾郁，少加入脾胃药中，甚醒脾气。"《开宝方》曰：甘松"主心腹卒痛，散满下气。"皆取温香行散之意，其气芳香，入脾胃药中，大有扶脾顺气、开胃消食之功。

二者相伍，温而不热，补而不滞，即可扶助正气，又可治理气止腹痛。用于治疗腹盆肿瘤术后病在中焦、证属中焦虚寒者，可收一举两得之效。

四、百合与乌药

1. 百合

味甘，性微寒，归心、肺经。功能养阴润肺。本品能补肺阴，兼能清肺热，用于阴虚燥咳，劳嗽久咳，痰中带血。现代中药药理研究表明：百合所含秋水仙碱具有雌激素样作用，能抑制癌细胞的有丝分裂，阻止癌细胞的增殖。

2. 乌药

味辛，性温，归肺、脾、肾、膀胱经。功能行气止痛，温肾散寒。该品味辛行散，性温祛寒，虽气禀纯阳，但具有以阳和阴的功效，与纯阴之品百合相伍，可凭其纯阳之气轻易地化解养阴药滋腻之弊，使补而不滞，结既解则热亦解，痼疾痊愈便成了顺理成章的事。所以李时珍曰："乌药，下通少阴肾经，上理脾胃元气，故丹溪朱氏补阴丸药，往往加乌药叶"。

二者相伍，阴而不寒，补而不滞，于达阳之中而有和阴之妙。常用于治疗病在上焦，胸肺肿瘤术后证属阴虚内热者。

五、橘核与荔枝核

1. 橘核

味苦，性温，入肝、肾二经。功能理气散结止痛，主治寒凝气滞诸痛。正如《日华子本草》所谓："治腰痛，膀胱气，肾疼。又妇人瘕疝，小腹攻疼，腰胯重滞，炒去壳，酒服良。"

2. 荔枝核

性温，味甘、微苦，入肝肾经。味辛能行，味苦能

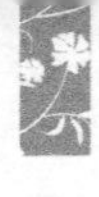

泄，性温祛寒，有疏肝理气、行气散结、散寒止痛之功。主治寒凝气滞诸痛。橘核与荔枝核为伍，有理气散结，散寒止痛之功。

常用于治疗病在中下二焦及肝、肾、膀胱、子宫、肠等肿瘤术后，证属寒凝气滞者。

六、乌梅与木瓜

1. 乌梅

味酸、涩，性平，归肝、脾、肺、大肠经。功能敛肺，生津，用于肺虚久咳，虚热烦渴。此外，乌梅能促进细胞新陈代谢，并有促进激素分泌物活性，增强机体免疫功能，从而达到抗肿瘤的作用。

2. 木瓜

性平、微寒，味甘，归肝、脾经。能消暑解渴、润肺止咳。它特有的木瓜酵素能清心润肺，木瓜碱具有抗肿瘤功效。

二者相伍，酸甘化阴，调中止渴。常用于治疗中上二焦肿瘤术后，机体免疫力低下，表现为内有蕴热，烦渴枯燥，小便频多，辨证属阴虚内热者。

七、黄连与紫苏叶

1. 黄连

味苦，性寒，无毒，归心、脾、胃、肝、胆、大肠经，为治湿热之佳品。因其味苦性寒，可降胃火之上冲。

2. 紫苏叶

味甘辛而芳香，入肺经、脾经。功能通降顺气，泄肺和胃。

黄连清热除烦、和中止呕；紫苏叶通理肺胃、顺气畅中。二者合用，共奏清热和胃、理肺畅中之功。二药配伍用量宜轻，取“轻可去实”，“上焦如羽，非轻不举”之意，使正气宣布，邪气潜消，窒滞自通。如投重剂，非但已过病所，即便无痛之地，反遭克伐。紫苏叶味辛质轻，透达表散；黄连苦寒直折，清热燥湿，二药配用，一热一寒，一涩一散，内外有别，共成清热化湿、调理肺胃的作用。常用于治疗肿瘤术后兼见胸闷不饥、嗳气吐酸、湿热呕吐等症，辨证属湿热中阻之证者疗效甚好。

八、何首乌与桑叶

1. 何首乌

味苦、甘、涩，性微温，归肝、肾经。功能养血滋阴、祛风、解毒。用于治疗风疹瘙痒、肠燥便秘等。现代中药药理研究表明，何首乌可使骨髓造血干细胞明显增加。

2. 桑叶

味甘、苦，性寒，归肺，肝经。功能疏散风热，清肺润燥，凉血止血。现代中药药理研究表明，桑叶煎液及经乙醚萃取后的水相均有促红细胞生成的作用。

二者相合，寒温并用，内外兼收，养血润燥，活血祛风，凉血止血。常用于治疗放化疗后骨髓抑制造成的血虚不润证，表现为肠燥便秘、肌肤瘙痒等症状者有良好的疗效。

九、晚蚕砂与皂角子

1. 晚蚕砂

性燥，味甘、辛。甘能补脾化湿，辛能温通，有祛风湿、化湿浊、和脾胃的作用。常用于治疗风痹瘾疹、皮肤顽痹，对于肠鸣泄泻由寒湿引起的也有效。

2. 皂角子

味辛，性温，有毒。功能润燥通便，祛风消肿。主治大便结、肿毒、疮癣。李杲谓其“和血润肠”;《本草纲目》谓其“治风热大肠虚秘，瘰疬、肿毒、疮癣。”

二者相合，常用于治疗因脾胃壅塞，运化失司，湿浊内生或湿毒外侵，皮毛不润，所致皮肤癌，辨证属湿毒内蕴证者。另外，大肠肿瘤术后，功能未能恢复，以致湿阻于内，水津不布，肠道失濡的大便时干时稀；或元气未复，排便无力，证属湿浊阻滞、气津两虚者，用之亦可收效。

十、僵蚕与地龙

1. 地龙

味咸，性寒，归肝、脾、膀胱经。功能清热，镇痉，解毒。用于壮热惊厥、抽搐等症。

2. 僵蚕

味辛、咸，性平。具有祛风解痉，化痰散结，清热解毒燥湿的功效。适用于痰热亢盛所致的惊痫抽搐。

二药都有息风止痉的作用。地龙咸寒，善于走窜，长于清热息风；而僵蚕则属辛平之品，长于化痰息风。孙师常将二者合用，治疗肿瘤术后神经恢复期或肿瘤放射治疗后遗症（如放射性脊髓损伤和放射性脑病），表现为肢体麻木、瘫软或震颤，触电感并向远端放射，精神异常如多语、语无伦次、表情呆滞等，辨证属风痰内阻或痰火内盛者。

十一、紫菀与橘红

1. 紫菀

甘润苦泄，辛温而不燥，专入肺经。功能润肺下气，寒痰及虚喘者皆宜。《神农本草经》谓其："主咳逆上气，胸中寒热结气。"长于润肺下气，开肺郁，化痰浊而止咳喘，咳嗽无论新久、寒热虚实，皆可用之。

2. 橘红

味辛、苦，性温，归肺、脾经。功能散寒燥湿，利气消痰。用于治疗风寒咳嗽，喉痒痰多。

二者功用，一宣一降，相须为用，共同疏理肺气，常用于治疗肿瘤术后久嗽及肺虚劳咳，证属肺气虚者。

十二、左金丸与血余炭

左金丸由黄连、吴茱萸组成。方中重用黄连苦寒泻火为君，佐以辛热之吴茱萸，能制约黄连之过于寒凉，二味配合，一清一温，苦降辛开，以收相反相成之效。功能疏肝泻火，厚肠止泻。

血余炭味苦，性平，归肝、胃经。功能厚肠止泻，散瘀止血，补阴利尿。二药伍用，相得益彰，疏肝和胃，泻火制酸，厚肠止泻。常用于治疗肿瘤术后，中气亏虚，土虚木乘，肝郁气逆，或化火伤阴，邪犯中焦，升降失职，清浊不分而成泄泻，辨证属肝脾不调者。

十三、海蛤粉与海浮石

海蛤粉、海浮石皆为性寒、味咸之品，入肺经。“热者寒之”，故能清肺热而清化热痰，治痰热壅肺，咳喘咯痰黄稠者。而“咸能软坚”，又能化解老痰、顽痰。二者配合为对药，有清肺解热、化痰散结之功。孙师临证用于治疗肺癌术后兼有肺气郁闭，热不得越，秽浊阻塞，热遏胸中，大气不行，以致升降不灵，诸窍闭滞，导致胸闷如窒，气短喘息，痰黄黏稠，咯吐不利等症状，辨证属痰热互结者。

（附）对药典型病案

张某，女，55岁，工人，2011年10月10日初诊。

右肺低分化腺癌术后3个月，化疗6周期。近1月患者见干咳、痰少中夹暗红血丝，面色晦暗，咽干不欲饮，手足心热，夜间盗汗，便秘，舌瘦质绛红苔少，脉细数而涩。证属肺阴亏虚，脉络瘀滞。重用百合、乌药并配合沙参麦冬汤化裁。药用百合30g、乌药12g、沙参15g、麦冬15g、玄参15g、桑叶15g、生地黄15g、白花蛇舌草30g、穿山甲6g、鳖甲15g、生蒲黄10g、蜂房5g、血余

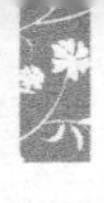

炭15g、仙鹤草15g、半枝莲15g、三七5g、生甘草10g。14剂，每剂煎4袋，每袋100ml，每日2袋，早晚分服。

11月10日二诊：上方服完后，诸症减轻，痰中无血，仍见咽干、便秘，原方加葛根15g、升麻15g、当归30g。

12月12日三诊：服药28剂后，诸症已除，以沙参麦冬汤维持巩固疗效。

孙师认为，在肺癌放疗过程中，所产生的副作用属于中医的热毒范畴，易造成热毒炽盛，或邪热伤阴，阴津亏损；或热煎阴津，阴枯血燥，血脉不充，血行失畅。以百合与乌药相伍，并配合沙参麦冬汤，有清热解毒、养阴生津、和血疏利，达阳和阴之效。

#【第六章】
病 案 解 析

一、鼻咽癌

1. 黄某，男，31岁。初诊：2009年9月5日，鼻咽癌发现3年。

患者于2009年8月开始出现鼻塞、咽干不适，偶有胸闷、咳痰不利、左侧肩前部位隐痛。2009年9月发现颈部有枣大肿物，耳鸣，检查鼻咽部，有凹陷组织，取活检，查到癌细胞，诊断为“鼻咽癌（高分化鳞状上皮Ⅰ级）”，并行CT检查发现左侧锁骨转移。即用 ^{60}钴放射治疗，至当月底症状逐渐加重，除上述症状外，另有精神不振、周身乏力、头晕、心烦易怒、纳差；舌质淡红、苔少，脉沉细数。

辨证：气阴两虚。

治法：益气生津、清热解毒。

方药：

太子参15g、生黄芪30g、茯苓15g、白术15g、首乌15g、天花粉10g、旱莲草15g、女贞子15g、石斛10g、生熟地各15g、阿胶珠20g、天麦冬各15g、知母10g、牛膝10g、党参15g、射干15g、元参15g、白花蛇舌草30g、半枝莲30g、甘草10g、山茱萸15g、枸杞子15g、五味子10g、女贞子15g、桑寄生15g、牛膝10g、川贝母

10g、生甘草10g。

14剂，每2日1剂；每剂煎4次共约400ml，合于一起，每日2次，每次口服100ml。

2009年12月二诊：病情较前好转，眠不实因夜尿频，偶有头痛、肩前痛，鼻流黄涕，纳可，口干；舌红苔少，脉沉细。方药：

生黄芪30g、五味子10g、沙参15g、天麦冬各15g、桑寄生15g、牛膝10g、骨碎补10g、阿胶珠20g、川贝母10g、炒白术15g、土茯苓15g、远志15g、炒枣仁30g、合欢皮15g、桑螵蛸10g、金樱子10g、天麻10g、珍珠母（先煎）30g、葛根15g、鳖甲（先煎）15g、代赭石（先煎）10g、生麦芽30g、鸡内金30g、白花蛇舌草30g、半枝莲30g、生甘草10g。14剂，每2日1剂；每剂煎4次共约400ml，合于一起，每日2次，每次口服100ml。

2010年4月12日三诊：前症均较前减轻，颈部肿物较前减小，仍偶有头面疼痛，睡眠易醒，下肢乏力；舌脉同前。方药：

黄芩8g、白芷10g、蔓荆子10g、川芎10g、全蝎5g、蜈蚣2条、杭白芍30g、鸡血藤30g、石斛15g、元参15g、鱼腥草30g、蒲公英15g、桑寄生15g、牛膝10g、川断15g、炒杜仲10g、浙贝母10g、白花蛇舌草30g、龟板（先煎）10g、甘草10g、金樱子10g、桑螵蛸10g、远志15g、夜交藤15g。14剂，每2日1剂；每剂煎4次共约400ml，合于一起，每日2次，每次口服100ml。

2010年7月四诊：患者诸症减轻，颈部肿物较前减小，未诉特殊不适，舌脉同前。给予下方巩固治疗：

麦冬10g、五味子10g、生熟地各15g、山萸肉15g、桑寄生15g、柏子仁15g、炒枣仁30g、生黄芪30g、合欢皮30g、凌霄花10g、绿萼梅10g、桑螵蛸10g、炒杜仲15g、鱼腥草30g、川贝母10g、鳖甲（先煎）15g、焦山楂槟榔各10g、夜交藤30g、珍珠母（先煎）30g、石斛15g。14剂，每2日1剂；每剂煎4次共约400ml，合于一起，每日2次，每次口服100ml。

患者目前仍坚持服用中药治疗，至今已存活3年，随访各症状明显减轻，饮食、睡眠、精神可，复查肿瘤指标及CT基本正常，仍坚持服药。

按：本病例早期为外受邪毒，阻于肺窍，故鼻塞、咽干不适；肺气宣降不利，而见胸闷、咳痰。久病肺气受损，气虚而气滞，气滞而脉阻，脉阻而血瘀毒结留于局部，化火伤阴，经手术局部血瘀毒结已祛，但气阴两虚，余火未消，故治当益气生津、清热解毒。方以四君子汤加味：即党参或太子参、茯苓、白术、首乌、天花粉、旱莲草、女贞子、石斛等，益气生津、清热解毒；玉女煎加味：即生地黄、生石膏、麦门冬、知母、牛膝、太子参、党参、射干等滋阴降火；山茱萸、枸杞子、五味子、女贞子、桑寄生、牛膝补益肝肾以固本培元。

孙师认为：鼻咽癌因病位在肺窍，而不在脏腑，因此预后较好，但鼻咽癌本身也属于一种全身性的恶性疾病，因此，辨证论治仍应基于整体观念，而不只是局限在癌症病灶本身，只有通过客观检查和理性分析，充分了解癌症发生发展阶段性的病理属性和邪正关系，才能给予有效的治疗。本病例患者体质尚好，应鼓励病人进行必要的体育锻炼或体力劳动，这也是争取好的远期疗效的关键。

2. 王某，男性，33 岁。初诊：2012 年 3 月 13 日。鼻咽癌发现 3 月。

患者诉 2011 年 12 月感冒后，左侧鼻孔涕中带血，回吸涕亦呈血样，持续一个多月左右，伴头痛、鼻塞、耳鸣，右侧面部麻木 2 月。MR 平扫提示：鼻咽癌；颈部多发小淋巴结。鼻咽部活检：鼻咽分化型非角化性癌 cT4N3M0。临床血液学检查、胸片、腹部 B 超、全身骨 ECT 检查均未见异常。5-Fu 加 DDP 新辅助化疗后，鼻咽原发灶及颈部淋巴结采用三维适形放疗，过程中患者诉头痛、鼻塞及耳鸣较前减轻，但感口干，鼻流黄涕、量多，纳差，恶心，耳鸣，舌淡胖苔黄腻，脉缓。现患者不愿再行放化疗而转求中医治疗，前来就诊。

辨证：邪毒外袭，湿热结肺。

治法：清肺利鼻，除湿散结。

方药：

双花10g、连翘10g、公英10g、地丁10g、桑叶10g、枇杷叶10g、麦冬15g、沙参15g、生石膏（先煎）20g、玉竹10g、石斛10g、天花粉10g、元参10g、代赭石（先煎）10g、生麦芽30g、鸡内金30g、桑葚10g、桑螵蛸10g、天龙6g、僵蚕10g、炮山甲（先煎）6g、地龙10g、鳖甲（先煎）10g、卷柏10g、鹅不食草10g、石上柏10g、生甘草10g、三七块10g、生蒲黄（包）10g。

每2日1剂；每剂煎4次共约400ml，合于一起，每日2次，每次口服100ml。

2012年6月10日二诊，经服上方，患者仍有口鼻干燥，余症减轻，自诉近来感冒、喷嚏，舌淡胖苔白腻，脉缓。考虑方中发散太过，且热邪渐见减，去双花、连翘、生石膏、元参，加入生黄芪30g、炒白术15g。

生黄芪30g、炒白术15g、公英10g、地丁10g、桑叶

10g、枇杷叶10g、麦冬15g、沙参15g、生石膏20g、玉竹10g、石斛10g、天花粉10g、元参10g、代赭石（先煎）10g、生麦芽30g、鸡内金30g、桑葚10g、桑螵蛸10g、天龙6g、僵蚕10g、炮山甲（先煎）6g、地龙10g、鳖甲（先煎）10g、卷柏10g、鹅不食草10g、石上柏10g、生甘草10g、三七块10g、生蒲黄（包）10g。每2日1剂；每剂煎4次共约400ml，合于一起，每日2次，每次口服100ml。

2012年9月10日三诊，经治疗，患者诸症均减，原方继续服用，并配合成药西黄解毒丸以巩固疗效。

按：该案患者因热毒外系，肺气不利，鼻为肺窍，故可见鼻流黄涕；涕血为痰火伤及鼻咽血脉之征；肺为水之上源，肺气不利，津液不布，聚而生湿。孙师以清燥救肺汤轻宣达表，清肺润燥；双花、连翘、公英、地丁、鹅不食草清热解毒；玉竹、石斛、天花粉、元参养阴润燥；代赭石、生麦芽、鸡内金调理胃肠，有培土生金之意。桑葚味甘、酸，性寒；滋补肝肾，生津润燥；用于眩晕耳鸣，心悸失眠，须发早白，津伤口渴，内热消渴，血虚便秘。桑螵蛸味甘、咸，性平，既补益又收涩，为补肾助阳之良药，二者阴阳相合，既补益又收涩；天龙、僵蚕、炮山甲、地龙、鳖甲、卷柏活血软坚；诸药相合，针对郁、湿、热、

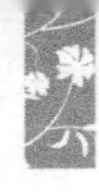

毒等病理因素，使邪毒却而肺气利，肺气利则水源得制，水源得制则湿邪可除，病自缓解。

二、大肠癌

1. 王某，男，62 岁。初诊：2012 年 1 月 12 日，直肠癌根治术后 2 年半。

患者于 2009 年 12 月开始出现大便次数增多，肛门下坠、偶感腹胀，在当地诊所按痔疮治疗无效，今来我院就诊，门诊肠镜示：距齿状线 1 ~ 4cm 处见不规矩肿块，表面溃烂，坏死组织多。病理示：直肠黏膜管状腺癌，于 2010 年 6 月 11 日在全麻下行直肠癌腹、会阴联合摘除术。术后病理示：直肠腺癌，分化中等；侵及直肠壁全层；直肠上切缘未见癌侵及，直肠旁淋巴结 6 枚见一枚癌转移，Ducks/C（T3N1M0）；查肿瘤标志物：CEA：68.1ng/mL，CA199：40.3u/mL。近期大便成形但中夹血丝，伴肛门下坠感，骶尾部疼痛，乏力，心悸，舌质红、苔少，脉沉细。

辨证：正虚邪结。

治法：健脾化湿、解毒散结。

方药：

生黄芪 30g、远志 10g、太子参 15g、炒白术 15g、土茯苓 30g、炒枣仁 30g、广木香 10g、白头翁 15g、黄连 10g、清半夏 10g、车前草 30g、灵芝 15g、白芍 15g、小茴香 10g、橘核 10g、乌药 10g、炮山甲（先煎）6g、鳖甲（先煎）15g、地龙 10g、九香虫 6g、红藤 15g、败酱草 15g、生蒲黄 10g（包）、蜂房 5g、白花蛇舌草 30g、半枝莲 15g。

14 剂，每 2 日 1 剂；每剂煎 4 次共约 400ml，合于一起，每日 2 次，每次口服 100ml。

2012 年 4 月 12 日二诊，病情稳定，复查肿瘤标志物 CEA：60.9ng/mL、CA199：30.3u/mL。乏力、眠差症状减轻、大便不成形，未见出血；舌质红、苔少，脉沉细。原方少去寒凉药物，酌加化湿止泻之品：

生黄芪 30g、远志 10g、太子参 15g、炒白术 15g、土茯苓 30g、炒枣仁 30g、广木香 10g、生薏苡仁 30g、车前草 30g、灵芝 15g、柴胡 10g、小茴香 10g、橘核 10g、乌药 10g、炮山甲（先煎）6g、鳖甲（先煎）15g、地龙 10g、九香虫 6g、红藤 15g、败酱草 15g、生蒲黄（包）10g、蜂房 5g、白花蛇舌草 30g、半枝莲 15g、山茱萸 15g、肉豆蔻 10g、莲子肉 10g。

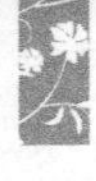

14剂，每2日1剂；每剂煎4次共约400ml，合于一起，每日2次，每次口服100ml。

2012年7月12日三诊，患者病情稳定，诸症减轻。复查肿瘤标志物正常，舌脉同前，继服下方巩固治疗：

生黄芪30g、远志10g、太子参15g、炒白术15g、土茯苓30g、杭白芍15g、炒枣仁30g、广木香10g、生薏苡仁30g、灵芝15g、天麦冬各15g、黄精15g、枸杞子15g、鸡血藤15g、红藤15g、败酱草15g、生蒲黄（包）10g、蜂房5g、白花蛇舌草30g、半枝莲15g、生甘草10g。

14剂，每2日1剂；每剂煎4次共约400ml，合于一起，每日2次，每次口服100ml。患者随访至今，健康状况良好，已恢复正常工作。

按：此患者病两年余，病因病机多责之脾胃虚弱、清阳不升、余邪未尽、湿邪停留、气血郁滞而致。故宜健脾益气、升清止泻、清热化湿、活血敛疮。孙师选李东垣《内外伤辨惑论》升阳益胃汤加减，健脾益气，升举清阳，疏利气机以祛邪气。方中黄芪益气升阳固表，太子参补中益气，甘草和中益气，三者共用补一身之气。半夏和胃降逆，配合黄芪、土茯苓升清降浊，使气机调畅，脾胃安和；白芍养血合营、缓急止痛，同柴胡、半夏共用可疏肝解郁，配合补脾药扶土抑木，健脾和胃，白术、茯苓健脾利水渗湿，祛脾虚所生之湿；小茴香、橘核、乌药理气，助半夏和胃，气化则湿行；黄连清热燥湿，除湿郁所化之热；白头翁、红藤、败酱草、白花蛇舌草、半枝莲、炮山甲、鳖甲、地龙、九香虫共用可解毒散结；生蒲黄味甘、性平，归肝、心包经，孙师临床常用蒲黄生品，取其活血止血以改善肿瘤血瘀证的高凝状态；露蜂房性平、味苦咸微甘，入肝肾胃三经，具有消肿散结之功效。孙师通过长期临床实践，认为其抗癌散结之功颇佳，二者共用一散一收，祛瘀生新。二诊气机有所恢复，因病久正虚，少去寒凉药物，酌加化湿止泻之品，以恢复机体脾胃运化作用。三诊病情无明显变化。现服药治疗1年，临床症状基本缓解，但病属顽症，仍需巩固疗效。

2. 黄某，女性，23岁。初诊：2010年8月11日，直肠癌根治术后1年4个月。2008年2月初出现腹泻，每进油腻、生冷后则加重，平均每天10余次，2月中旬无明显诱因出现暗红色血便，无排便困难、排便疼痛，无头晕、发热，无腹痛、腹胀及其他不适。曾在外院诊断为肠炎，治疗无效。结肠镜检查：距肛门8cm直肠狭窄，可见溃疡型肿物。活检病理诊断：直肠印戒细胞癌。肛门指

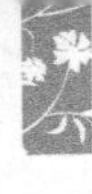

检：距肛门 8cm 处可及质硬肿物下缘，占据肠壁前半周。行 Dixon 手术（保留肛门手术），手术及术后恢复顺利，术后情况良好。2010 年 8 月 11 日，出现大便黏腻，伴发热 38℃左右，肛口灼热，小便黄，舌胖苔黄腻，脉细。

辨证：湿热郁毒证。

治法：清热利湿，化瘀解毒。

方药：

白头翁 20g、秦皮 10g、黄连 10g、太子参 15g、土茯苓 15g、炒白术 15g、生蒲黄（包）10g、白芷 10g、蜂房 5g、血余炭 10g、金荞麦 15g、金钱草 20g、地龙 10g、九香虫 6g、桃仁 6g、炮山甲（先煎）6g、鳖甲（先煎）15g、红藤 10g、败酱草 15g、马齿苋 30g、半枝莲 30g、草河车 15g、儿茶 10g、生薏米仁 30g、生甘草 10g。

14 剂，每 2 日 1 剂；每剂煎 4 次共约 400ml，合于一起，每日 2 次，每次口服 100ml。

2010 年 11 月 11 日二诊，服上方后，大便可成形，纳差，偶有恶心、胸闷、腹胀，舌淡胖，苔白腻，脉细。给予健脾化痰，理气和中之剂：

陈皮 10g、竹茹 10g、清半夏 10g、枇杷叶 15g、补骨脂 10g、生黄芪 30g、黄精 15g、枸杞子 15g、鸡血藤 30g、太子参 15g、生白术 30g、土茯苓 30g、炮山甲（先煎）6g、龟板（先煎）15g、红藤 15g、败酱草 15g、九香虫 6g、代赭石（先煎）15g、鸡内金 30g、生麦芽 30g、马蔺子 10g、草河车 15g、生甘草 10g。

14 剂，每 2 日 1 剂；每剂煎 4 次共约 400ml，合于一起，每日 2 次，每次口服 100ml。

2011 年 2 月 11 日三诊：服上方 14 剂后，日可进食斤半，效不更方，再给原方 14 剂。

按：本病例因外感湿热邪毒，致脾胃失调，湿热下注所致，用健脾和胃、清热消滞法，逐渐好转。诊断过程中既要看到脾虚内湿，又要注意邪之稽留。在病邪未清时，切忌固涩，以免关门留寇，邪留成滞。不能见泻止泻，要以金元时期名医张子和所云“陈莝去而肠胃清，癥瘕尽而营卫昌，不补之中有真补者存焉”的名言来指导治疗。本例便溏一年余，每进油腻、生冷后则加重，是脾虚内湿胃肠不和的征象。而大便黏腻，发热，肛口灼热、小便黄是湿热客肠，气机不畅之故。证属虚实互见，治先祛邪，方可邪去正安。方中白头翁、秦皮、黄连，以清热利湿，清理胃肠；太子参、土茯苓、炒白术、生甘草、生薏苡仁健脾燥温，芳香辟秽；生蒲黄、白芷、蜂房、血余炭四药同用，为孙师之经验，四药共奏拔毒抗癌、消肿散结、祛腐生肌、化瘀止痛之功效，且祛邪不伤正，扶正不助邪；红

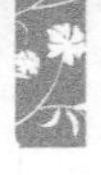

藤、败酱草、马齿苋、半枝莲、草河车、儿茶解毒抗癌。二诊时热邪已减，唯湿聚成痰，壅阻中焦，使中焦斡旋失司，气机壅滞则见恶心、胸闷、腹胀，随即治以化痰和中。方中四君子汤健脾益胃；陈皮、竹茹、清半夏、枇杷叶化痰和胃；代赭石、鸡内金、生麦芽调理胃肠气机。孙师经验方二黄鸡枸菟，由生黄、黄精、枸杞子、鸡血藤、菟丝子构成，其性和缓，平补阴阳，对于久病体虚之人最为适宜，并可通过药物加味来弥补人体气、血、阴、阳的偏失；红藤、败酱草、草河车抗癌解毒。三诊时病情无明显变化，继服前方巩固疗效，多日之顽疾遂以调理而痊愈。

三、肺癌

1. 李某，男，59 岁。初诊：2012 年 1 月 12 日，右肺癌根治术后 2 年 9 个月。

患者于 2009 年 2 月开始出现胸部闷痛、气短、咳吐白痰，量少质黏，舌质淡红、苔少，脉沉细。并行 CT 检查发现两肺多发结节灶，拍胸片证实为右肺中叶不张。次日行纤维支气管镜检查发现右肺中叶开口有肉芽组织，活检病理检查证实为“中分化乳头状腺癌”。即行手术切除，手术探查见：右肺上叶肺门处可触及一直径约 3.5cm 的肿瘤结节，质地中等，边界尚清楚，表面胸膜无皱缩，脉管内见癌栓，肿瘤未侵及肺膜，支气管断端未见癌；检查肺门淋巴结、隆突下、奇静脉窗、淋巴上纵隔淋巴结、叶间淋巴结未见癌转移。近一月上述症状再次出现，行 CT 检查示：肺癌根治术后改变。遂欲服中药治疗。

辨证：痰瘀阻肺，宣降不利。

治法：豁痰顺气，化瘀通络。

方药：

瓜蒌皮 15g、薤白 10g、椒目 6g、沙参 15g、枇杷叶 10g、芦根 30g、生薏苡仁 30g、杏仁 20g、桃仁 5g、生蒲黄（包）10g、蜂房 5g、白蔻仁 15g、炮山甲（先煎）6g、鳖甲（先煎）10g、鱼腥草 30g、僵蚕 10g、地龙 10g、鼠妇 10g、九香虫 6g、生黄芪 30g、苏木 5g、半边莲 30g、生甘草 10g、草河车 15g。

14 剂，每 2 日 1 剂；每剂煎 4 次共约 400ml，合于一起，每日 2 次，每次口服 100ml。

2012 年 4 月 12 日二诊，上述诸症均减轻，另有乏力、眠差、大便干；舌质淡红、苔少，脉沉细。处方：

瓜蒌皮 15g、薤白 10g、椒目 6g、枇杷叶 10g、生黄芪 30g、太子参 15g、土茯苓 15g、炒枣仁 30g、远志

15g、夜交藤 15g、白蔻仁 15g、生白术、杏仁 20g、生蒲黄（包）10g、蜂房 5g、炮山甲（先煎）6g、鳖甲（先煎）10g、鱼腥草 30g、僵蚕 10g、地龙 10g、鼠妇 10g、九香虫 6g、苏木 5g、半边莲 30g、生甘草 10g、草河车 15g。

14 剂，每 2 日 1 剂；每剂煎 4 次共约 400ml，合于一起，每日 2 次，每次口服 100ml。

2012 年 7 月 12 日四诊：患者诸症减轻，仍睡眠差，舌脉同前。给予下方巩固治疗：

太子参 15g、生白术 15g、生黄芪 30g、当归 15g、土茯苓 15g、远志 15g、夜交藤 15g、广木香 10g、龙眼肉 15g、大枣 15g、生姜 10g、杏仁 20g、生蒲黄（包）10g、蜂房（先煎）5g、炮山甲（先煎）6g、鳖甲（先煎）10g、鱼腥草 30g、僵蚕 10g、地龙 10g、鼠妇 10g、九香虫 6g、苏木 5g、半边莲 30g、生甘草 10g、草河车 15g。

14 剂，每 2 日 1 剂；每剂煎 4 次共约 400ml，合于一起，每日 2 次，每次口服 100ml。

继服药 3 个月后，随访各症状明显减轻，患者体重增加，饮食、睡眠、精神可，复查肿瘤指标及 CT 基本正常，仍坚持服药。

按：《杂病源流犀烛·积聚癥瘕痃癖源流》对肺癌形成的病理机制作了精辟的论述："邪积胸中，阻塞气道，气不宣通，为痰为食为血，皆得与正相搏，邪既胜，正不得而制之，遂结成形而有块”。张景岳则明确认为：肺积主要由于正气虚损，阴阳失调，邪毒乘虚入肺，肺失宣降，气机不利，血行不畅，津失输布，聚而为痰，痰凝气滞，瘀阻脉络，致痰气血瘀毒胶结，日久而成肺积。因此，肺癌的形成离不开虚、郁、痰、瘀。

本病例正是由于痰浊阻肺，宣降不利，气因痰阻，瘀血内生，痰瘀相互搏结，壅塞气道所致，临床见胸部闷痛、气短、咳吐白痰。治以豁痰顺气，化瘀通络。孙师用瓜蒌皮、薤白、椒目开通胸阳；《千金》苇茎汤（芦根、生薏苡仁、杏仁、桃仁加枇杷叶）化痰逐瘀；僵蚕、地龙、鼠妇、九香虫等虫类药物解毒抗癌，软坚散结；生蒲黄、蜂房、炮山甲、鳖甲祛瘀生新。二诊时患者诸症大减，而有乏力、眠差。李中梓在《医宗必读》中论述“积”症病因时指出：“积之成者，正气不足，而后邪气踞之”。此为邪去而正虚之象显现，因此，原方加入四君子汤合生黄芪以增强益气扶正之功效。

正气不足，脏腑功能失调是肿瘤发生的主要内因。肺癌发生后，如不能及时治疗，又会耗气伤阴，使机体正气更虚，促使癌肿进一步扩散及发展。资料表明，我国肺癌病人以中、老年人居多，确诊时，大多数已属中、晚期，此时正气亏虚是患者的一大共性，即使早期患者经手术后，正气亏虚亦属常见。故中医治疗应以扶助正气为主，祛邪消积为辅。扶正是根据患者气血阴阳的盛衰，而益其不足；祛邪是据痰凝、气结、血瘀、热毒等的亢盛，而祛其有余。近年来“养正积自消”的治疗原则已逐渐成为共识，中药治疗着力于增强机体的免疫力及自身抗癌能力为主，辅以抗癌中药，达到控制肿瘤、改善症状的目的。关于攻补原则，孙师强调：在初诊中我们采取以攻为主，或也可以大攻小补，或先攻后补的原则；二诊时采取攻补兼施的原则；之后宜以补为主，或大补小攻，或先补后攻的原则，即“扶正所以祛邪”。

2. 郑某，男，58 岁。初诊：2012 年 1 月 12 日，右肺癌发现半年，未经治疗。

患者于 2011 年 3 月因发热、消瘦、呛咳，至武警医院拍 X 线片，发现肺门区有一圆形阴影，边界不清，约 3cm × 3cm。经支气管镜病理活检诊断为中央型肺癌（中 - 高分化鳞癌）；PET/CT 示：右侧第七肋骨转移，多发淋巴转移；查肿瘤标志物：CEA：78.1ng/mL，AFP：56.3u/mL。近来出现低热、胸闷气喘，呛咳无痰，两胁胀痛，气短乏力，胃脘胀满，纳差，舌质胖、苔剥脱，脉细。

辨证：燥热伤肺。

治法：清燥润肺，散结通络。

方药：

生石膏（先煎）30g、桑叶 10g、麦天冬各 10g、太子参 15g、枇杷叶 10g、杏仁 10g、百合 30g、生熟地各 15g、知母 10g、沙参 10g、杭白芍 10g、生黄芪 30g、苏木 10g、炒白术 30g、土茯苓 15g、浮萍 6g、冬花 10g、金荞麦 15g、路路通 10g、生蒲黄（包）10g、蜂房 5g、代赭石（先煎）15g、鸡内金 10g、生麦芽 30g、蜈蚣 6g、僵蚕 10g、川贝母 10g、浙贝母 10g、白花蛇舌草 15g。

14 剂，每 2 日 1 剂；每剂煎 4 次共约 400ml，合于一起，每日 2 次，每次口服 100ml。

2012 年 4 月 12 日二诊，上述诸证均减轻但仍存在；舌质淡红苔少，脉沉细。复查 PET/CT 示：原发灶与转移灶较前无明显变化；肿瘤标志物 CEA、AFP 趋于正常。原方减去部分寒凉药：

桑叶 10g、生石膏（先煎）20g、麦天冬各 10g、太子参 15g、枇杷叶 10g、杏仁 10g、百合 30g、生熟地各 15g、知母 10g、沙参 10g、杭白芍 10g、生黄芪 30g、苏木 10g、炒白术 30g、土茯苓 15g、冬花 10g、金荞麦

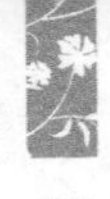

15g、路路通10g、生蒲黄（包）10g、蜂房5g、代赭石（先煎）15g、鸡内金10g、生麦芽30g、蜈蚣6g、僵蚕10g、川贝母10g、浙贝母10g、白花蛇舌草15g。14剂，煎服法同上。

2012年7月12日三诊，患者诸症均缓解，舌脉同前。考虑到燥热已除，病情平稳，原方稍觉苦寒，因此改用扶正固本的方药巩固疗效：

生黄芪30g、太子参15g、炒白术15g、土茯苓15g、当归15g、远志15g、广木香10g、龙眼肉15g、百合30g、生熟地各15g、大枣15g、生姜10g、生白术15g、杏仁20g、炮山甲（先煎）6g、鳖甲（先煎）10g、生蒲黄（包）10g、蜂房5g、僵蚕10g、地龙10g、鼠妇10g、九香虫6g、苏木5g、半边莲30g、生甘草10g、白花蛇舌草30g、草河车15g。14剂，每2日1剂；每剂煎4次共约400ml，合于一起，每日2次，每次口服100ml。

9月随访时，患者经过治疗，复查ECT肺部阴影较前比较缩小，未出现新的转移灶，肿瘤标志物在正常值范围内，患者体重增加，饮食、睡眠、精神可，仍坚持服药。

按：本案系肺之气阴两伤，失其清肃润降之常，故干咳无痰，气逆而喘，咽喉干燥，口渴鼻燥。《素问·至真要大论》说："诸气膹郁，皆属于肺"。肺气不降，故胸膈满闷。治宜清燥热，养气阴，以清金保肺立法，以清燥救肺汤加减。方中重用桑叶质轻性寒，清透肺中燥热之邪，为君药。温燥犯肺，温者属热宜清，燥胜则干宜润，故用石膏辛甘而寒，清泄肺热；麦冬甘寒，养阴润肺，共为臣药。《难经·第十四难》说："损其肺者益其气"，而胃土又为肺金之母，故用甘草培土生金，人参益胃津，养肺气；麻仁、阿胶养阴润肺，肺得滋润，则治节有权。《素问·藏气法时论》说："肺苦气上逆，急食苦以泄之"。故用杏仁、枇杷叶之苦，降泄肺气，以上均为佐药。甘草兼能调和诸药，以为使；并配合僵蚕、天龙、贝母、冬花化痰软坚散结；代赭石、鸡内金、生麦芽调理中焦气机，中焦枢机气顺则上焦得畅。如此，则肺金之燥热得以清宣，肺气之上逆得以肃降，则燥热伤肺诸证自除。

四、食管癌

1. 林某，男，72岁。初诊：2010年8月14日，食管癌根治术后1年4个月。

患者于2009年4月因胸骨后闷痛伴吞咽不利，至河南某医院作CT报告：食管上段可见食管壁明显增厚，气

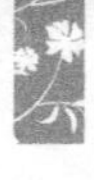

管及食管周围血管移位。食管钡餐造影报：食管上段占位性病变，综合上述检查结果，确诊为食管癌。术后病理诊断为中分化鳞癌。就诊时除上述症状外，兼见食后腹胀，嗳气，矢气频，呕吐痰涎，舌红苔少，脉沉细。

辨证：痰气交阻。

治法：健脾化痰，理气开郁。

方药：

太子参15g、炒白术15g、土茯苓15g、砂仁6g、广木香10g、生蒲黄（包）10g、白芷10g、露蜂房6g、莪术10g、旋覆花10g、郁金10g、威灵仙10g、代赭石10g、鸡内金30g、生麦芽30g、紫菀10g、百部10g、枇杷叶10g、炒莱菔子15g、生甘草10g。14剂，每2日1剂；每剂煎4次共约400ml，合于一起，每日2次，每次口服100ml。

2010年11月14日二诊，10月初患者因食物坚硬出现糊状黑便，行胃镜检查：吻合口出血。住院治疗给予正肾上腺素冰盐水口服等措施止血治疗，病情稳定后出院。现午后低热37.5℃左右，咳嗽黄痰，大便干；舌红苔少，脉沉细。前方基础上加入养阴清热之品。方药如下：

竹叶10g、石膏30g、太子参15g、麦冬15g、清半夏10g、生薏苡仁15g、黄芩6g、枇杷叶15g、炒白术

15g、茯苓 15g、女贞子 15g、枸杞子 15g、生蒲黄（包）15g、白芷 10g、蜂房 6g、血余炭 8g、三七块 10g、威灵仙 15g、代赭石（先煎）15g、鸡内金 30g、生麦芽 30g、山药 15g、重楼 15g、炙甘草 10g。14 剂，每 2 日 1 剂；每剂煎 4 次共约 400ml，合于一起，每日 2 次，每次口服 100ml。

2011 年 3 月 14 日三诊，患者服用上方后，病情稳定，上述症状均见减轻。行胃镜检查示：食管癌术后改变。继续给予益气养阴，理气开郁之剂巩固治疗：

瓜蒌皮 15g、清半夏 10g、广木香 10g、砂仁 6g、橘皮 1g、太子参 15g、炒白术 15g、土茯苓 15g、生蒲黄（包）10g、蜂房 5g、炮山甲（先煎）6g、鳖甲（先煎）10g、生黄芪 30g、何首乌 15g、石斛 10g、天麦冬各 10g、藤梨根 15g、虎杖 10g、白花蛇舌草 30g、炒莱菔子 10g、补骨脂 15g、莲子肉 15g、代赭石（先煎）10g、鸡内金 30g、生麦芽 30g、生甘草 10g。14 剂，每 2 日 1 剂；每剂煎 4 次共约 400ml，合于一起，每日 2 次，每次口服 100ml。

患者经过治疗至今，复查胃镜检查示：食管癌术后改变，各项理化指标在正常值范围内。患者体重增加，饮食、睡眠、精神可，仍坚持服药。

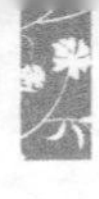

按：本病例因痰气交阻，食道不利，则吞咽梗阻，胸膈痞满；痰气交阻，胃失和降，故腹胀嗳气，呕吐痰涎。治以健脾化痰，理气开郁。方中四君子汤健脾益胃；百部、枇杷叶不但化痰止咳，还可降逆止呕；配合孙师常用的三个经验方即：①二术郁灵丹：白术、莪术、郁金、威灵仙，专门针对胸膈不利具有理气开郁的功效。②代赭石，鸡内金、生麦芽合用，具有调理胃肠气机的功效，配合旋覆花、砂仁、广木香达到行气降逆作用。③生蒲黄、白芷、露蜂房、血余炭合用，具有祛瘀生新的作用。诸药同用，共同达到脾胃调，腑气通，瘀毒祛，新肌生的功效。二诊时因意外出血致阴伤发热，原方基础上加竹叶石膏汤和滋阴药，效果甚佳。体现了孙师辨证精确和临床选方用药的灵活性。

2. 胡某，女，72岁。初诊：2010年9月14日，食管癌发现4个月。

患者于2010年5月在河南省商丘市人民医院X光诊断为食管癌。饮食吞咽困难，流食为主，并常有噎塞感，体质虚弱，严重消瘦，呕吐黏液量多并夹杂少量暗红色血块样物质，大便干结呈黑色。在商丘市人民医院治疗2个月，病情未见好转。四处求医治疗均无效。遂来我处就诊。症情同前，舌质紫暗苔白腻，脉沉涩。

辨证：痰瘀交阻。

治法：开郁化痰，破血行瘀。

方药：

莪术15g、白术10g、威灵仙15g、郁金10g、瓜蒌皮15g、清半夏10g、陈皮10g、土茯苓15g、生甘草10g、橘皮10g、竹茹15g、旋覆花15g、枇杷叶10g、生白术30g、桃仁10g、红花10g、当归15g、生熟地各15g、川芎10g、杭白芍10g、赤芍10g、三七块10g、莪术10g、蜈蚣5g、干蟾皮10g、玄参10g、石斛10g、何首乌15g。14剂，每2日1剂；每剂煎4次共约400ml，合于一起，每日2次，每次口服100ml。

2010年12月14日二诊，呕吐，吐黏液等症状明显减轻，食量渐增，舌暗苔白腻，脉沉。考虑瘀血征象减轻，为防止出血，稍减活血药如三七、莪术，并加入软坚散结的鳖甲、生牡蛎，方药如下：

莪术15g、白术10g、威灵仙15g、郁金10g、瓜蒌皮15g、清半夏10g、陈皮10g、土茯苓15g、生甘草10g、橘皮10g、竹茹15g、旋覆花15g、枇杷叶10g、生白术30g、桃仁10g、红花10g、当归15g、生熟地各15g、川芎10g、杭白芍10g、赤芍10g、鳖甲（先煎）10g、生牡蛎（先煎）15g、蜈蚣5g、干蟾皮10g、玄参10g、石斛10g、何首乌15g。14剂，每2日1剂；每剂煎4次共约400ml，合于一起，每日2次，每次口服100ml。

2011年3月14日三诊，以上呕吐，吐黏液等症状基本消失。效不更方，继续给予原方，并口服成药康力欣和西维尔治疗半年。现随访，未见复发。

按：徐灵胎指出："……噎膈之症，必有瘀血顽痰逆气，阻膈胃气。"本病例即因痰瘀交阻于食道，致吞咽困难，即使流食亦难下咽；机体失养则体质虚弱，严重消瘦；瘀血致血不归经，则呕吐暗红色血块样物质，大便干结而黑色。孙师亦指出治噎膈重症应以开郁为主，理气、化痰、活血、散结是开郁之法；温阳助运，滋阴润燥也是开郁之法，临证应根据情况灵活运用。本病例病机关键在于痰瘀交阻食道，治以开郁化痰，破血行瘀。方中二术郁灵丹理气开郁；瓜蒌皮、清半夏、陈皮、土茯苓、生甘草、橘皮、竹茹、旋覆花、枇杷叶化痰止咳，降逆止呕；桃红四物汤加三七块、莪术活血祛瘀；蜈蚣、干蟾皮解毒抗癌；玄参、石斛、何首乌润燥通便。初诊时患者病情即见缓解，之后二三诊稳步向好，随访未见复发。

五、胃癌

1. 余某，男，58岁。初诊：2010年8月14日，贲门癌发现1年。

患者于1年前感觉胃脘部隐痛，吞咽稍受阻。消化道钡餐、胃镜等检查确诊为贲门癌。于2009年9月10日行贲门癌根治术，近端胃大部切除胃食管主动脉弓下吻合。现患者口苦、口干、痰多、色白质黏、矢气频、乏力、气短、纳可、眠差、大便偏稀。舌质红苔薄白，脉弦。

辨证：胃气郁闭。

治法：疏肝健脾，化痰散结。

方药：

醋柴胡10g、杭白芍15g、炒白术10g、当归15g、土茯苓10g、生甘草10g、薄荷10g、广木香10g、砂仁10g、青陈皮各10g、旋覆花10g、代赭石（先煎）15g、清半夏10g、生姜10g、降香10g、太子参15g、炒白术15g、土茯苓15g、莪术10g、威灵仙15g、郁金10g、白花蛇舌草30g、山豆根10g、草河车10g。14剂，每2日1剂；每剂煎4次共约400ml，合于一起，每日2次，每次口服100ml。

2010年11月14日二诊，口苦口干、咳吐痰多涎等症状明显减轻，食量渐增，舌脉同前。考虑胃气上逆症状已减，原方去除旋覆花、代赭石、降香，加入平和理气药如代代花 15g、绿萼梅 15g。方药如下：

醋柴胡 10g、杭白芍 15g、炒白术 10g、当归 15g、土茯苓 10g、生甘草 10g、薄荷 10g、广木香 10g、砂仁 10g、青陈皮各 10g、代代花 10g、绿萼梅 15g、清半夏 10g、生姜 10g、太子参 15g、炒白术 15g、土茯苓 15g、莪术 15g、威灵仙 15g、郁金 10g、白花蛇舌草 30g、山豆根 10g、草河车 10g。14 剂，每 2 日 1 剂；每剂煎 4 次共约 400ml，合于一起，每日 2 次，每次口服 100ml。

2011 年 3 月 14 日二诊，患者服上方后，病情缓解，效不更方，继续给予原方并口服成药康力欣和西维尔治疗，现随访，未见复发。

按：胃为阳土，主受纳，腐熟水谷，为多气多血之腑。无论外感六淫或情志内伤、饮食失宜，均可致胃腑受伤，初则气机壅滞，继则上逆为患。胃气阻滞，脾失健运，水湿不化，聚而成痰，或日久及血，而成气滞血瘀。胃为六腑之一，腑以通为用，无论气滞、痰阻、血瘀，均可致腑气不通，不通则痛，而见胃脘又痛又胀，以痛为主。胃失和降，逆气于上，则见呕吐痰涎；如夹肝之逆气，则又见口干口苦、矢气频；肝气不疏扰及心神，则见失眠；肝脾不调，精微不布，流于肠间，则见大便稀溏，舌质红苔薄白，脉弦均属胃气郁闭之征象。故方药中先以逍遥散疏肝和中；四君子汤健脾益胃，使中气得复，肝邪难犯；广木香、砂仁、青陈皮疏理中焦，与旋覆花、代赭石、清半夏、生姜、降香之降逆止呕配合，前者调节左右气机，后者调节上下气机，使中焦枢机得复；二术郁灵丹疏利胸膈郁气，利于中焦斡旋。本病案基于“通则不痛”的治疗理念，给予理气化痰，取得了明显疗效。但孙师认为：“通法”并不只局限于理气、化痰、活血等驱邪手段，而应从广义的角度去理解和运用，即审证求因，审因论治。属于阴虚者，养阴益胃即所以通；属于阳弱者，温阳即所以通，具有“以通为补”之意。

2. 王某，男，64岁。初诊：2010年5月11日。胃癌发现1月。

患者胃溃疡多年，2010年4月9日因胃脘部刺痛，做胃镜检查，诊断结果是：胃小弯距贲门1.5cm浸润型腺癌（中低分化）；大小6cm×3.5cm×1cm，癌组织浸润至浆膜面脂肪内；可见脉管内癌栓及神经累及；小弯淋巴结（3/8）可见癌转移。为求中医治疗，前来就诊。现症见：胃脘刺痛，按之痛甚，食后加剧，便黑，舌质紫暗，脉

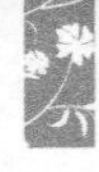

沉涩。

辨证：瘀阻脉络证。

治法：化瘀通络，理气和胃。

方药：

桃仁12g、红花10g、当归10g、生熟地各15g、赤芍10g、川芎10g、五灵脂（包）10g、生蒲黄（包）10g、蜂房5g、白芷10g、血余炭（包）10g、元胡10g、川楝子10g、乌药10g、侧柏炭12g、仙鹤草30g、三七块10g、炮山甲（先煎）6g、鳖甲（先煎）10g、代赭石（先煎）10g、生麦芽30g、鸡内金30g、白花蛇舌草30g、半枝莲15g、生甘草10g。14剂，每2日1剂；每剂煎4次共约400ml，合于一起，每日2次，每次口服100ml。

2010年8月11日二诊，经治疗，患者胃脘刺痛、黑便减轻。现出现乏力、纳差。原方酌减行气活血药，加入健脾益胃四君子汤。方药：

桃仁12g、红花10g、当归10g、生熟地各15g、赤芍10g、生蒲黄（包）10g、蜂房5g、白芷10g、血余炭（包）10g、元胡10g、侧柏炭12g、生黄芪30g、炒白术15g、土茯苓15g、仙鹤草30g、三七块10g、炮山甲（先煎）6g、鳖甲（先煎）10g、代赭石（先煎）10g、生麦芽30g、鸡内金30g、白花蛇舌草30g、半枝莲15g、生甘草

10g。14剂，每2日1剂；每剂煎4次共约400ml，合于一起，每日2次，每次口服100ml。

2010年11月11日三诊，经治疗，患者症状大减，病情稳定，效不更方，上方继服。

按：患者胃溃疡多年，致胃气受损，气为血帅，血随气行，气滞日久，则导致瘀血内停，由于瘀血有形，故痛有定处而拒按。瘀停之处，脉络壅塞而不通，故痛如针刺或刀割。按压或进食则触动其瘀，故按之痛甚，食后加剧。血属于阴，故入夜尤甚。瘀血阻滞，血行不畅，溢于脉外，随肠道下行则便黑，瘀血停滞，血脉不畅，故舌质紫暗或有瘀点瘀斑。血瘀则血行不畅，故脉来艰滞而涩。治以化瘀通络，理气和胃。方药中以桃红四物汤加五灵脂活血化瘀；代赭石、生麦芽、鸡内金疏理胃肠气机，并配合元胡、川楝子、乌药加强行气功能，气行则血行；生蒲黄、蜂房、白芷、血余炭，以祛瘀生新；炮山甲、鳖甲软坚散结；侧柏炭、仙鹤草收涩止血。二诊时，因瘀邪虽去，正气难复，故稍减耗气之品，加入四君子汤以健脾益气，扶正固本。

慢性胃病兼有瘀血证者，法宜祛瘀，祛瘀即所以生新，具有“以通为补”之意。化瘀法治胃，当用性缓之活血药物，或温或凉，当随症而定，不可操之过急，以达胃

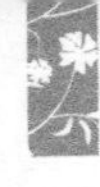

络渐通，瘀阻缓化之目的。临证慎用攻破之品，以免劫伐胃气，一旦瘀邪解除，应马上添加扶正培本药物。但无论怎样，活血仍是治则治法的重点。

六、乳腺癌

1. 薛某，女，44岁。初诊：2010年5月11日。右侧乳腺癌根治术后1年半。

患者平时情绪不良，于2009年11月因右侧乳房胀痛牵及两胁，行超声波等检查，被确诊为右乳癌中晚期。病理诊断：浸润性导管癌，淋巴结无转移（0/13）；C-erb-B2（—），ER（+++），PR（+++），Ki-67（30%），P53（+）。肿块4cm×5cm×3cm，与周边组织粘连，无法进行手术。坚持了4个疗程化疗，症状改善不明显，遂前来就诊。现除上述症状外，伴口干，口苦，耳鸣，上半身潮热，舌红苔薄黄，脉弦。

辨证：肝郁化火。

治法：疏肝健脾，化瘀通络。

方药：

柴胡10g、黄芩10g、清半夏10g、当归15g、太子参15g、炒白术15g、土茯苓15g、薄荷10g、生黄芪30g、杭白芍15g、丹皮10g、栀子10g、何首乌15g、生龙牡各15g、山慈菇10g、五味子6g、生蒲黄（包）10g、蜂房5g、路路通10g、王不留行10g、炮山甲（先煎）6g、鳖甲（先煎）15g、知母10g、三七块6g、白花蛇舌草30g、半枝莲15g、生甘草10g。14剂，每2日1剂；每剂煎4次共约400ml，合于一起，每日2次，每次口服100ml。

2010年8月11日二诊，经治疗，患者各项症状减轻。现出现乏力、纳差。原方酌减行气活血药。方药：

柴胡10g、黄芩10g、清半夏10g、当归15g、太子参15g、炒白术15g、土茯苓15g、薄荷10g、生黄芪30g、杭白芍15g、丹皮10g、栀子10g、何首乌15g、生龙牡各15g、山慈菇10g、五味子6g、生蒲黄（包）10g、蜂房5g、炮山甲（先煎）6g、鳖甲（先煎）15g、知母10g、三七块6g、白花蛇舌草30g、半枝莲15g、生甘草10g。14剂，每2日1剂；每剂煎4次共约400ml，合于一起，每日2次，每次口服100ml。

2010年8月11日三诊，患者各项症状获得很大改善，各项理化检查同前，病情稳定则效不更方，继续服用原方治疗。14剂，每2日1剂；每剂煎4次共约400ml，合于一起，每日2次，每次口服100ml。

按：患者平素恚怒忧思，郁结伤肝，肝失条达，乳房

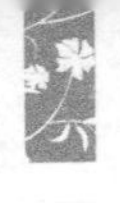

为肝经所过，肝气失疏，肝郁痰凝或有血瘀，积聚乳房而致乳房胀痛。孙师指出，临床上多采用“疏肝解郁、清热化痰消坚”法治疗。方药中以丹栀逍遥散疏肝健脾，养血清热。口干口苦多因肝热犯胃，故以四君子汤方坚实中焦。孙师认为：山慈菇消癌散结，五味子收敛固涩，二者相合，一散一收，驱邪而不伤正，并配合生龙牡、鳖甲软坚消瘤。露蜂房味苦、性辛，攻毒消痈；血余炭味苦，性温，乃血之余，入血分而能活血化瘀，又能止血，两药相伍，解毒散结，活血而不伤血，对坚痞积块、癥瘕积聚有推陈致新的效果，并配合炮山甲、路路通、王不留行、三七块散瘀消瘤。诸药配合，共同达到扶正祛邪之效。二诊时，邪实往往掩盖正虚，因此，邪虽去而虚象显现，行气活血药往往耗气伤正，且易致出血，于原方中酌减。三诊时患者各项症状获得很大改善，效不更方继续服用原方治疗。

2. 陈某，女性，57岁。初诊：2008年10月21日。右侧乳腺癌术后1年半。

患者2007年4月份时，左侧乳房触摸到肿块，遂入院查体：双侧乳腺大小，形态正常，无局限性隆起及凹陷，乳房皮肤无发红及水肿，乳头无溢液及糜烂。乳腺触诊：左侧乳腺未触及明显肿块，右侧乳腺外上象限可及一大小 2.6cm × 2.0cm × 2.0cm 肿块，质硬，表面粗糙，边界欠清，活动度差，与皮肤粘连。双侧腋窝未触及肿大淋巴结。病理检查结果提示：癌细胞圆型，多角形核大异型，排列成腺管状、筛孔状、巢状，浸润性生长，乳头及基底未见癌组织，右侧腋窝淋巴结（2/18）可见癌转移。诊断:（右侧）乳腺浸润性导管癌（组织学Ⅱ级）。免疫病理诊断报告提示:ER（30%）、PR（<20%）、Cer-bB-2（+++）。行右侧乳腺癌改良根治术，手术顺利，患者恢复良好。近一周复查时发现双侧锁骨淋巴结肿大，无局限性隆起，皮肤无发红，B 超检查乳房无明显复发病灶，为求中医预防与治疗，遂来就诊。现体弱消瘦，乏力纳差，面色萎黄，舌质淡红苔少，脉细数。

辨证：气血两虚。

治法：气血双补。

方药：

生黄芪 30g、太子参 15g、炒白术 15g、当归 15g、土茯苓 15g、远志 15g、广木香 10g、生甘草 10g、炒枣仁 15g、龙眼肉 30g、生龙牡各 15g、山慈菇 10g、五味子 6g、生蒲黄（包）10g、白芷 10g、蜂房 5g、血余炭（包）10g、王不留行 10g、路路通 10g、绿萼梅 15g、代代花

15g、炮山甲（先煎）6g、鳖甲10g（先煎）、白花蛇舌草30g、半枝莲15g、生甘草10g。每2日1剂；每剂煎4次共约400ml，合于一起，每日2次，每次口服100ml。

2009年1月24日二诊，患者经服上方，现精神、食欲好转，但不易入睡，察其舌脉，舌质淡红、苔薄白，脉细，未见热象。原方加入给予远志、夜交藤性味平和药物，以交通心肾，安神益智。

生黄芪30g、太子参15g、炒白术15g、当归15g、土茯苓15g、远志15g、广木香10g、生甘草10g、炒枣仁15g、龙眼肉30g、生龙牡各（先煎）15g、山慈菇10g、五味子6g、生蒲黄（包）10g、白芷10g、蜂房5g、血余炭（包）10g、王不留行10g、路路通10g、绿萼梅15g、代代花15g、远志10g、夜交藤15g、炮山甲（先煎）6g、鳖甲（先煎）10g、白花蛇舌草30g、半枝莲15g、生甘草10g。每2日1剂；每剂煎4次共约400ml，合于一起，每日2次，每次口服100ml。

2009年4月24日三诊，患者经治疗，各项症状好转，察其舌脉，舌质淡红苔薄白，脉细。B超检查，锁骨上肿大淋巴结较前明显减小，乳房未见新生病灶。原方有效，继续服用，巩固治疗。

按：乳腺癌的特点是早期控制相对容易，但非常容易复发和转移。早期乳腺癌是由于患者的正气不足、邪气盛实所致，在治疗上应采取“急则治其标，缓则治其本”的原则，具体应以手术治疗和放化疗为主，并配合使用祛痰散结兼扶正解毒的中药，以提高免疫力，减轻放化疗的毒副反应，待放化疗结束后，再以中医药治疗为主，以清除体内残存的癌细胞，防范肿瘤的转移与复发。但本案病人在早期虽采用了手术治疗，但事后未经放化疗和中医巩固治疗，因此出现了复发转移倾向，现已处晚期，中医药治疗应以扶正与祛邪并重，或以扶正为主，佐以祛邪为治疗原则。患者经过手术，且患病日久，正气大伤，辨证属气血亏虚证，孙师先给予归脾汤气血双补；山慈菇消癌散结，五味子收敛固涩，二者相合，一散一收，驱邪而不伤正，并配合生龙牡、炮山甲、鳖甲软坚消瘤；生蒲黄、白芷、蜂房、血余炭相合对坚痞积块、癥瘕积聚有推陈致新的效果，并配合炮山甲、路路通、王不留行、路路通活血通络，散瘀消瘤；绿萼梅、代代花疏肝解郁；白花蛇舌草、半枝莲解毒散结。诸药配合，共同达到扶正祛邪之效。

七、胰腺癌

1. 朱某，女，35 岁。初诊：2010 年 8 月 14 日。胰头

癌发现1年余。

2009年8月发现有糖尿病，一直用药物加食疗控制，2012年的6月15日出现身目发黄、尿黄。9月24日到医院加强CT，诊断疑是胰头癌，9月28日手术时发现肿瘤（2.5cm×3.5cm）与静脉相连故不能做切除手术，只行肝肠结合排黄手术，姑息治疗。患者现上腹饱胀不适，时或疼痛，纳差，恶心、食入即吐，乏力、消瘦，身目黄染，大便溏而浅黄，舌红苔白腻，脉濡滑。

辨证：气虚湿阻。

治法：健脾利湿，利胆解毒。

方药：

生黄芪30g、杭白芍15g、太子参15g、土茯苓15g、炒白术10g、何首乌15g、金荞麦15g、藤梨根10g、虎杖10g、炮山甲（先煎）6g、鳖甲（先煎）10g、龟板（先煎）10g、香附10g、元胡10g、橘皮10g、竹茹10g、半夏10g、枇杷叶10g、代赭石（先煎）10g、鸡内金30g、生麦芽30g、白花蛇舌草30g、半枝莲15g。14剂，每2日1剂；每剂煎4次共约400ml，合于一起，每日2次，每次口服100ml。

2010年8月11日二诊，经治疗，患者各项症状减轻。仍有乏力、纳差，身目发黄减轻。原方酌减行气活血药，方药：

生黄芪30g、杭白芍15g、太子参15g、土茯苓15g、炒白术10g、何首乌15g、金荞麦15g、藤梨根10g、虎杖10g、炮山甲（先煎）6g、鳖甲（先煎）10g、龟板（先煎）10g、橘皮10g、竹茹10g、半夏10g、枇杷叶10g、代赭石（先煎）10g、鸡内金30g、生麦芽30g、白花蛇舌草30g、半枝莲15g。14剂，每2日1剂；每剂煎4次共约400ml，合于一起，每日2次，每次口服100ml。

2010年11月11日二诊，经治疗，患者诸症减轻。经复查加强CT显示：胰头癌块较前明显缩小。又叮嘱其检查肿瘤标志物，数值亦在正常范围。效不更方，原方继服。随访至2012年5月，生存状态良好。

按：本案因湿毒外袭或脾虚水湿不化，阻于中焦，气机不利故上腹饱胀不适，时或疼痛；脾胃失于运化则纳差，胃气上逆则恶心、食入即吐，气血生化不足，机体失养则见乏力、消瘦；脾失运化，精微不布，流于肠间则见大便溏；湿邪阻滞，胆失常道外溢则身目俱黄；舌红苔白腻，脉濡滑，均为气虚湿阻之象。治以健脾祛湿，利胆解毒。孙师以黄芪建中汤合四君子汤益气建中；橘皮竹茹汤治久病虚羸，呕逆不已，且能化湿除痰；代赭石、鸡内金、生麦芽调理胃肠气机。孙师常说：久病多瘀，即使没有瘀血征象，临证用药也应适当配伍一些性味温和的活血药物，故方药中用藤虎汤配合金荞麦活血化瘀，理气止痛；炮山甲、鳖甲、龟板软坚消瘤。全案攻补各半，气机健，浊邪祛而正气得复。

2. 李某，女性，43岁。初诊：2010年9月15日。胰腺癌术后1月。

患者于2010年3月出现上腹部饱胀，进食后呕吐，无呕血、黑便、无发热、无黄疸，未经注意，5月症状加重，到当地医院就诊，CT显示胆总管扩张、肝内胆管轻度扩张，胰管扩张，行胰十二指肠切除术+复杂肠粘连松解术+空肠营养性造口术。术中见腹腔广泛粘连，大网膜与腹壁粘连，肝脏与胃粘连严重，同时肝脏与膈肌粘连，仔细分离粘连，发现胰腺钩突部肿块约3cm×4cm，质硬，与十二指肠及腔静脉有浸润。距肿块远端约1cm处切断胰腺，清扫胰腺钩突和肠系膜上动脉间淋巴脂肪组织。胃切除1/2。术后病理：胰头导管腺癌Ⅲ级。胰腺切缘未见肿瘤，肝十二指肠韧带未见肿瘤，肠系膜淋巴结未见肿瘤。现已出院，为求中医治疗，随来就诊。现症见：脐周腹部胀满伴双胁肋部刺痛，消瘦乏力，食后呕吐痰涎量多，嗳气呃逆，眠差，矢气频，舌红苔黄腻有瘀点，脉沉涩。

辨证：湿热瘀毒，搏结中焦。

治法：清热祛湿，化瘀解毒。

方药：

薏苡仁15g、杏仁10g、白蔻仁10g、清半夏10g、陈皮10g、香附10g、砂仁6g、太子参15g、炒白术15g、土茯苓15g、生黄芪30g、何首乌15g、炒莱菔子15g、枳壳10g、代赭石10g、生麦芽30g、鸡内金30g、藤梨根15g、虎杖10g、全蝎5g、蜈蚣2条、九香虫6g、灵磁石（先煎）30g、白花蛇舌草30g、半枝莲15g、炮山甲（先煎）6g、鳖甲（先煎）15g、生甘草10g。14剂，每2日1剂；每剂煎4次共约400ml，合于一起，每日2次，每次口服100ml。

2010年12月15日二诊，经服上方，患者症状减轻，仍有失眠症状并伴有心烦、口干，但查舌脉，发现舌红苔黄腻有瘀点，脉沉涩稍数。考虑可能因瘀热伤阴所致，原方减去温燥的九香虫、砂仁、香附，加入天麦冬、墨旱莲、鸡血藤、阿胶珠养阴补血且活血。方药：

薏苡仁15g、杏仁10g、白蔻仁10g、清半夏10g、陈皮10g、太子参15g、炒白术15g、土茯苓15g、生黄芪30g、何首乌15g、天麦冬各10g、墨旱莲15g、鸡血藤

15g、阿胶珠10g、炒莱菔子15g、枳壳10g、代赭石10g、生麦芽30g、鸡内金30g、藤梨根15g、虎杖10g、全蝎5g、蜈蚣2条、灵磁石30g、白花蛇舌草30g、半枝莲15g、炮山甲6g、鳖甲15g、生甘草10g。14剂，每2日1剂；每剂煎4次共约400ml，合于一起，每日2次，每次口服100ml。

2011年3月15日三诊，经服上方，诸症大减，症情稳定，舌红苔白腻有瘀点，脉沉涩。恐滋腻碍气，原方中稍减去养阴药物，如天麦冬、何首乌。继续服药并配合成药西黄解毒丸和西维尔胶囊巩固疗效。随访至今无复发。

按：胰腺癌是一种恶性程度很高，诊断和治疗都很困难的消化道恶性肿瘤。从中医角度来分析，胰腺与中医学中的脾脏相关，胰液由胰腺分泌，主管糖、蛋白质、脂肪三大营养物质的消化。胰腺与中医脾脏在很大程度上相应或相关，所以对胰腺癌的治疗，应以调理中焦为要。本案的病理机制为：正虚中焦失调，气滞则痰凝，痰凝则血瘀，最终气、痰、瘀交阻，瘀久或可生热。本案中，孙师以三仁汤清利湿热，宣畅气机；六君子汤益气健脾，行气化痰；代赭石、生麦芽、鸡内金调理中气；藤虎汤清热解毒、活血祛瘀、抗癌软坚；炒莱菔子、枳壳、代赭石、生麦芽、鸡内金调理胃肠。蜈蚣配地龙为孙师常用对药，二者相合破血祛瘀，解毒抗癌。炮山甲配鳖甲软坚消瘤；白花蛇舌草、半枝莲清热解毒。诸药结合针对胰腺癌中焦失调的病理机制，虚、气、痰、瘀、热兼调，理气、逐痰、祛瘀、清热配合扶正，标本兼治。

八、甲状腺癌

1.陆某，女性，58岁。初诊：2010年9月4日。甲状腺癌术后复发1年。

患者平时工作压力大，2008年出现颈部肿大疼痛，吞咽困难，在当地人民医院进行病灶活检，确诊为左甲状腺乳头状癌Ⅳ期，并进行了根治手术。2009年3月又被检查出甲状腺癌复发转移，颈部肿大，CT显示远处转移到肺门淋巴结、纵隔淋巴结和右侧肋骨，最大处1.5mm×1.6mm，为求中医治疗，前来就诊。现症见：周身乏力，口干，心悸，目涩，动辄汗出，眠差，舌红苔少，脉弦细。

辨证：阴虚火旺。

治法：滋阴降火，宁心柔肝。

方药：

沙参15g、麦冬15g、五味子6g、黄药子10g、生

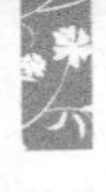

熟地各15g、山萸肉10g、山药15g、丹皮10g、土茯苓15g、泽泻10g、生龙牡各15g、山慈菇10g、浙贝母10g、夏枯草15g、炮山甲（先煎）6g、龟板（先煎）10g、生甘草10g、浮小麦30g、大枣15g、鹿含草15g、补骨脂15g、僵蚕10g、鼠妇6g、白花蛇舌草30g、半枝莲15g。14剂，每2日1剂；每剂煎4次共约400ml，合于一起，每日2次，每次口服100ml。

2010年12月3日二诊，患者经服上方，诸证皆有改善，但仍有颈部肿大不适，乏力、思睡等症。舌脉同前，按其症情，有正气虚之征象，按原方加减，加入生黄芪30g、炒白术15g健脾益气，减去散邪之夏枯草、生龙牡以防其伤正。方药：

沙参15g、麦冬15g、五味子6g、生黄芪30g、炒白术15g、黄药子10g、生熟地各15g、山萸肉10g、山药15g、丹皮10g、土茯苓15g、泽泻10g、山慈菇10g、浙贝母10g、炮山甲（先煎）6g、龟板（先煎）10g、生甘草10g、浮小麦30g、大枣15g、鹿含草15g、补骨脂15g、僵蚕10g、鼠妇6g、白花蛇舌草30g、半枝莲15g。14剂，每2日1剂；每剂煎4次共约400ml，合于一起，每日2次，每次口服100ml。

2011年3月3日三诊，几个月来一直按上方拿药服用，药后效果良好，诸症明显改善，颈部肿大也有所减小，按其症情，治以守原方为宜。

按：本案患者因工作紧张，情绪不宁，至肝气不疏，脾运受累，水湿不化，聚而成痰，痰气郁结日久化火伤阴，心阴亏虚，心失所养，故见心悸不宁，心烦少寐；火热迫津外泄，故易出汗；肝阴亏虚，筋脉失养，则倦怠乏力；肝开窍于目，目失所养则眼干目眩；舌质红，苔少或无苔，脉弦细数均为阴虚有热之象。治以滋阴降火，宁心柔肝。方药中以生脉散益气养阴为主，正如《古今名医方论》中所言：麦冬甘寒，清权衡治节之司；人参甘温，补后天营卫之本；五味酸温，收先天天癸之原。三气通而三才立，水升火降，而合既济之理矣。黄药子凉血降火，消瘿解毒，《本草纲目》明确记载了在用黄药子酒治疗瘿病时，“常把镜自照，觉消便停饮”及“以线逐日度之，乃知其效也”。六味地黄丸填补真阴；甘麦大枣汤养血除烦；山慈菇、浙贝母是孙师常用对药，具有解毒散结的作用，并与生龙牡、夏枯草、炮山甲、龟板、僵蚕、鼠妇相配，共同起软坚散结，化积消瘤的功效。经近9个月的治疗，患者不适症状基本消失，唯颈部甲状腺还略有肿大，复查CT显示转移灶未见增多，较前减小，仍继续服药治疗，有望临床痊愈。

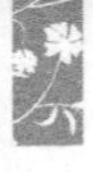

2. 程某，女性，33岁。初诊：2010年9月4日。甲状腺癌术4次术后。

患者曾患有抑郁症，3年前体检发现甲状腺结节，于当地医院诊断为甲状腺癌（滤泡状癌），并行手术治疗。后又复发三次，并三次均手术切除，最后一次为半月前。术后为防止再次复发与转移，前来寻求中医治疗。现症见：心烦易怒，偶有心悸，胸闷痰多，纳眠差，舌光红少苔，脉细弦。

辨证：肝脾不调。

治法：调和肝脾，扶正抗癌。

方药：

丹皮10g、栀子10g、柴胡10g、炒白术15g、土茯苓15g、当归15g、杭白芍10g、生黄芪30g、太子参15g、元参10g、何首乌15g、沙参15g、炒枣仁15g、柏子仁10g、远志10g、山慈菇10g、五味子6g、浙贝母10g、夏枯草10g、绿萼梅10g、代代花10g、郁金10g、白花蛇舌草30g、苏木10g、半枝莲15g、生甘草10g。14剂，每2日1剂；每剂煎4次共约400ml，合于一起，每日2次，每次口服100ml。

2010年12月4日二诊，患者诸证好转，近来有乏力、口干等症。舌脉同前，原方加入天麦冬各15g、石斛

10g养阴生津。

2011年3月4日二诊，患者无不适，精神、饮食、睡眠可，舌脉同前。继续给予原方并合用西黄解毒丸巩固疗效。服药九个月，经随访，未见复发。

按：本案患者亦因长期抑郁损伤肝脾所致，肝气郁结，膈间不利则见胸闷不舒；肝郁化火扰心则见心烦易怒，偶有心悸，眠差；舌光红少苔，脉细弦均为肝脾不调之征象。孙师丹栀逍遥散养血健脾，疏肝清热；四君子汤健脾益胃；元参、何首乌、沙参养阴清热；炒枣仁、柏子仁、远志养心安神。山慈菇、五味子、浙贝母为孙师经验组合，山慈菇、浙贝母消癌散结，五味子收敛固涩，一散一收，驱邪而不伤正。夏枯草、绿萼梅、代代花、郁金疏肝清热；白花蛇舌草、半枝莲、生甘草解毒散结。苏木与生黄芪为孙师常用对药，对肿瘤复发转移有一定作用。

九、宫颈癌

1. 邱某，女性，55岁。初诊：2010年6月4日。宫颈癌发现三个月。

患者三个月前无明显诱因出现阴道出血，量少、色红，伴有阴道排液增多，腰痛明显。后行妇科检查见阴道

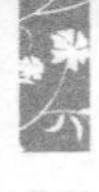

右穹隆及宫颈浸润，呈空洞型，子宫紧贴右盆壁，右骶主韧带增厚缩短。诊断为：宫颈癌Ⅲ期。病理为宫颈鳞癌。因患者已不宜手术。某医院肿瘤专家对患者行生物免疫治疗，同时给予抗肿瘤、增强免疫力等对症综合治疗。为能中西医结合治疗，前来就诊。现患者小腹刺痛牵及两胁，情志抑郁，两胁及下腹作胀，带下色微黄，头晕耳鸣，目眩口干，腰膝酸软，便秘尿赤，毛发稀疏，舌光红少苔，脉细弦。

辨证：肝肾阴虚。

治法：滋肾养肝、解毒育阴。

方药：

丹皮10g、栀子10g、柴胡10g、白芍10g、炒白术15g、生甘草10g、薄荷10g、生姜10g、知母10g、黄柏10g、山药15g、生熟地黄各15g，山茱萸15g、牡丹皮15g、泽泻10g、土茯苓30g、旱莲草15g、僵蚕10g、蜈蚣6g、炮山甲（先煎）6g、橘核10g、荔枝核10g、生蒲黄（包）10g、白芷10g、血余炭（包）10g、草河车30g、白花蛇舌草30g、半边莲10g。14剂，每2日1剂；每剂煎4次共约400ml，合于一起，每日2次，每次口服100ml。

2010年6月4日二诊，患者经服上方，诸症大减，自诉近来畏寒易感冒，原方稍减去寒凉和发散之品如丹皮、栀子、薄荷、生姜。如下：

柴胡10g、白芍10g、炒白术15g、生甘草10g、知母10g、黄柏10g、山药15g、生熟地黄各15g，山茱萸15g、牡丹皮15g、泽泻10g、土茯苓30g、旱莲草15g、僵蚕10g、蜈蚣6g、炮山甲（先煎）6g、橘核10g、荔枝核10g、生蒲黄（包）10g、白芷10g、血余炭（包）10g、草河车30g、白花蛇舌草30g、半边莲10g、生甘草10g。14剂，每2日1剂；每剂煎4次共约400ml，合于一起，每日2次，每次口服100ml。

2010年9月3日三诊，按上方拿药服用，药后效果良好，患者精神、饮食、睡眠良好，大小便基本正常。阴道出血停止，偶有水样分泌物，腰腹部疼痛基本缓解。复查盆腔CT及妇科检查均提示宫颈局部病灶较前缩小，身体恢复情况良好。效不更方，守原方巩固疗效为宜。

按：患者长期情志不遂，肝郁化火，损伤精血，肝肾不足，内热从生，灼伤血络，故阴道出血，但病精血不足故量少，内有虚热则带下色微黄，或如块状；肝肾不足耳目机体失养则可见头晕耳鸣，目眩口干，腰膝酸软，毛发稀疏；阴虚阳亢则手足心热，夜寐不安，便秘尿赤；舌红苔少，脉弦细均为肝肾阴虚之象。治以滋养肝肾，解毒育

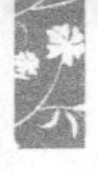

阴。孙师以丹栀逍遥散清疏肝热而补脾养血，知柏地黄丸填补真阴而清虚热；橘核与荔枝核为伍，有理气散结止痛之功，孙师常用于治疗病在中下二焦之肝、肾、膀胱、子宫、肠等肿瘤术后疼痛作胀；僵蚕、蜈蚣、炮山甲相伍加强软坚消瘤、通络止痛之功效；生蒲黄、白芷、血余炭亦为孙师经典组合，有去瘀生新之效；草河车、白花蛇舌草、半边莲清热解毒。诸药相伍，性味平和，补虚而不助邪，祛瘀热不伤正。经近9个月的调整治疗，患者不适症状基本消失，唯颈部甲状腺还略有肿大，复查CT显示转移灶未见增多，大小较前减小，仍继续服药治疗，有望临床痊愈。

《傅青主女科》曾指出："经水出诸肾""肾水亏虚，何能盈满而经水外溢"，从头晕耳鸣、失眠健忘、五心烦热、两胁作胀、舌尖红少苔、脉细弦可知此案为肝肾阴虚、精血不足，同时兼虚热内扰、肝气不疏，以致冲任损伤，血妄下而量少，病属虚证。以丹栀逍遥散合知柏地黄丸以治肝肾阴虚、肝气郁滞，可滋阴养血、柔肝疏肝。在辨证中应把握肝肾阴虚之病机关键，确定滋肾养肝的治疗大法，灵活辨证用药。

2. 赵某，女性，35岁。初诊：2008年5月14日。发现宫颈癌2月。

患者三个月前出现腰痛明显，月经后期，出血量少、色红，伴有阴道排液增多。后行妇科检查见阴道右穹隆及宫颈浸润，呈空洞型，子宫紧贴右盆壁，右骶主韧带增厚缩短。诊断：宫颈癌Ⅲ期。病理为宫颈鳞癌。因患者已不宜手术，行放疗治疗。某医院肿瘤专家对患者行生物免疫治疗，同时给予抗肿瘤、增强免疫力等对症综合治疗，治疗一个月后，患者精神、饮食、睡眠良好，大小便基本正常。停止治疗一月后，症状复现。为求中医治疗，前来就诊，现患者腰腹部隐痛，阴道仍有少量出血、色浅红，疲乏无力，偶有水样分泌物。舌淡苔白，脉弱。

辨证：气血两虚。

治法：益气养血，解毒散结。

方药：

生熟地各15g、当归15g、川芎15g、杭白芍15g、太子参15、炒白术15g、土茯苓15g、生黄芪30、炮山甲（先煎）6g、鳖甲（先煎）10g、生蒲黄（包）10g、蜂房5g、天龙6g、白僵蚕10g、鸡血藤15g、桑寄生15g、川牛膝10g、代赭石（先煎）10g、鸡内金30g、生麦芽30g、白英10g、蛇莓10g、半边莲15g、半枝莲15g、生甘草10g。每2日1剂；每剂煎4次共约400ml，合于一起，每日2次，每次口服100ml。

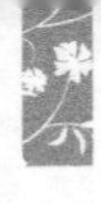

2008年8月12日二诊，患者腰痛减轻，月经按时而来，但仍量少色淡，舌脉同前。月经延期无非精亏血虚或血瘀两端，现未见有瘀阻之象，故仍应添加填精补血药物如二至丸：

生熟地各15g、当归15g、川芎15g、杭白芍15g、太子参15、炒白术15g、土茯苓15g、生黄芪30、炮山甲（先煎）6g、鳖甲（先煎）10g、生蒲黄（包）10g、蜂房5g、天龙6g、白僵蚕10g、鸡血藤15g、桑寄生15g、川牛膝10g、代赭石（先煎）10g、鸡内金30g、生麦芽30g、白英10g、蛇莓10g、半边莲15g、半枝莲15g、生甘草10g、女贞子15g、枸杞子15g。14剂，每2日1剂；每剂煎4次共约400ml，合于一起，每日2次，每次口服100ml。

2008年11月12日三诊，月经按时来潮，量中，色红，4天净，经期无小腹痛和腰痛，现无明显不适，舌淡红苔薄白，脉弱。孙师认为经后仍有冲任气血亏虚。继服前方并配合西黄解毒丸巩固疗效。

按：《素问·上古天真论》云：“女子二七而天癸至，任脉通，太冲脉盛，月事以时下，故有子……”本案早期先有血瘀痰凝结聚于局部，形成癌瘤，后或脾脏本虚，气血生化不足，或癌毒结聚日久，碍气生血，或癌瘤本身耗伤气血，均可使营血亏虚，冲任不充，血海不能如期满溢，以月经周期延后；机体失养故见神疲乏力，舌淡苔白，脉弱。在此，孙师给予八珍汤气血双补；生蒲黄活血止血，露蜂房消肿散结，二者共用祛瘀生新，配合炮山甲、鳖甲、龟板软坚消瘤；天龙活血散瘀、白僵蚕化痰通络，二者相配针对血瘀痰凝的局部癌瘤有攻邪祛结之效；代赭石、鸡内金、生麦芽调理中焦，意合“中焦以通为补”之意；鸡血藤、桑寄生、川牛膝益肾固冲兼能养血，只因冲任之本在于肾，肾气不足，冲任失约，则月经不调，加之精血同源，肾虚精亏血少，营血亏虚，冲任不充则月经延期；白英、蛇莓、半边莲、半枝莲解毒抗癌。全方脾肾双补，攻邪抗癌，气充血旺，毒结消减，血海充盈而月经通行。

月经后期，证属肾虚血亏。观其病史可知患者清宫术后损伤肾气，血海不能按时满溢，故见月经后期；血虚胞脉失养致右侧小腹隐痛；营血亏虚气无所养而衰少，故见平素乏力；脉沉缓、舌淡为肾虚血亏之象。治以补肾养血调经。方选八珍汤加味，党参、白术、茯苓、甘草健脾益气，熟地、当归、白芍、川芎以养血活血调经，川断补肝肾益精血，阿胶珠补血止血。患者坚持治疗 4 月余，月经已正常来潮 3 次，疾病痊愈。

十、脑瘤

1. 段某，女，32岁，教师。初诊:2010年9月18日。

患者于2009年1月1日，无明显诱因感头部闷痛，无恶心欲呕等症，于晚间9时许，突然昏倒且抽搐，口吐白沫，舌被牙齿咬破，1小时后苏醒，到当地医院就诊，在门诊输液后回家。之后常感头昏、头痛，于当地医院行头颅CT检查示：右额叶巨大低密度占位病变——脑胶质瘤可能。未行治疗，带片转诊到省人民医院，经脑外科会诊，确诊为“脑胶质瘤”。建议手术治疗，但患者不愿接受，希望能中医中药治疗。现时症见：头昏头痛，耳鸣目眩，无恶心欲呕，左侧肢体麻木纳减，纳可，心烦不眠，二便调，舌红苔少，脉细数。

辨证：肝肾阴虚。

治法：滋补肝肾，化痰祛瘀。

方药：

枸杞10g、菊花10g、知母10g、黄柏10g、生熟地各15g、山萸肉10g、山药30g、土茯苓30g、猪苓30g、泽泻20g、全蝎5g、蜈蚣2条、小白花蛇1条、山慈菇10g、五味子5g、生蒲黄（包）10g、蜂房5、炮山甲（先煎）6g、鳖甲（先煎）10g、龟板（先煎）10g、桑葚

10g、桑螵蛸10g、地龙10g、白花蛇舌草30g、半枝莲15g、清半夏10g、天麻10g、陈皮10g、生甘草10g。14剂，每2日1剂；每剂煎4次共约400ml，合于一起，每日2次，每次口服100ml。

2010年10月18日二诊，药后患者余症除，唯有偏头痛，夜寐差，最多可睡4~5小时，口干喜冷饮，小便色黄，2~3次/日，舌红苔少，有裂纹齿痕，脉细数。药虽对症，但热象仍重，故加清热利尿之药。仍以滋阴固肾、养阴清火为主，前方基础上加白茅根30g、生黄芪15g。处方：

枸杞10g、菊花10g、知母10g、黄柏10g、生熟地各15g、山萸肉10g、山药30g、土茯苓30g、猪苓30g、泽泻20g、全蝎5g、蜈蚣2条、小白花蛇1条、白茅根30g、生黄芪15g、山慈菇10g、五味子5g、生蒲黄（包）10g、蜂房5g、炮山甲（先煎）6g、鳖甲（先煎）10g、龟板（先煎）10g、桑葚10g、桑螵蛸10g、地龙10g、白花蛇舌草30g、半枝莲15g、清半夏10g、天麻10g、陈皮10g、生甘草10g。14剂，每2日1剂；每剂煎4次共约400ml，合于一起，每日2次，每次口服100ml。

2010年12月3日三诊，按上方拿药服用，患者现一般情况良好。复查头颅CT病灶较前略小，守原方巩固疗效为宜。

按：本案患者肝肾阴虚，精血衰耗，水不涵木，导致肝阳偏亢，故见头晕，头痛，耳鸣目眩；阳亢而肝风动，若肝风挟痰上扰，风痰流窜经络，脉道瘀阻，气不往来，则见突然昏倒且抽搐，肢体麻木等；阴虚火扰心神，则见心烦不眠；舌红苔少，脉细数均为肝肾阴虚之象。孙师以杞菊地黄丸滋肾养肝。西医学研究表明，杞菊地黄丸可增强免疫功能抗肿瘤；配合知母、黄柏有兼用知柏地黄丸之意，加强了滋肾阴、清相火的作用。本案共有四组孙师常用的对药：全蝎与蜈蚣：二者相须为用，镇惊息风、破血祛瘀，治疗原发性脑瘤或脑转移瘤疗效显著。山慈菇与五味子：山慈菇消癌散结，五味子收敛固涩，二者相合，一散一收，驱邪而不伤正。生蒲黄与露蜂房：生蒲黄活血止血以改善肿瘤血瘀证的高凝状态；露蜂房消肿散结，二者共用祛瘀生新，配合炮山甲、鳖甲、龟板软坚消瘤。桑葚与桑螵蛸：桑葚滋补肝肾，生津润燥；桑螵蛸味甘、咸，性平，既补益又收涩，为补肾助阳之良药，二者阴阳相合，既补益又收涩。另外，方药中半夏白术天麻有补脾燥湿、化痰息风的作用，善治痰浊内停，上犯于脑。诸药相合，共同达到攻补兼施的目的。

2. 韩某，女性，45岁。初诊：2009年6月29日。发现脑干胶质瘤1年。

2008年6月因“左侧肢体无力，视力下降，言语不清两周”在当地市人民医院检查头部CT示：脑干胶质瘤3cm×2.5cm。因无法手术，化疗10个疗程后症状缓解，后复查头部CT示：肿瘤较前缩小，但因无法耐受化疗副反应，为求中医治疗，前来就诊。现症见左侧肢体无力并麻木，头部昏沉，视物模糊，头痛、头晕、目光呆滞、言语不利，痰黏腻，舌质淡，苔白厚，脉涩。证属血瘀痰凝，毒邪结聚。治以息风化痰，祛瘀通窍，兼补肝肾。

山慈菇15g、胡桃肉15g、菊花15g、天麻15g、全蝎5g、蜈蚣2条、胆南星10g、全瓜蒌15g、浙贝母10g、陈皮10g、半夏10g、炮山甲（先煎）6g、鳖甲（先煎）10g、钩藤15g、石决明（先煎）30g、生龙牡各（先煎）15g、牛膝15g、白花蛇舌草30g、半枝莲15g、草河车15g、枸杞15g、生熟地各15g、山萸肉15g、丹皮10g、泽泻10g、山药15g、茯苓15g。14剂，每2日1剂；每剂煎4次共约400ml，合于一起，每日2次，每次口服100ml。

2009年9月27日二诊，患者各项症状减轻，仍言语欠利，肢体麻木，视物不清。孙师认为，肾生髓、脑为髓

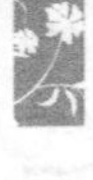

之海，虽然该患者外在表现为神经、精神类疾病，但其根本在肾元，而填充肾元，生髓补脑，不是一蹴而就的事情，需长期治疗。原方给予滋补肝肾药物已足，可再加何首乌、益智仁、桑葚、桑寄生健脑益智。

山慈菇15g、胡桃肉15g、菊花15g、天麻15g、全蝎5g、蜈蚣2条、胆南星10g、全瓜蒌15g、浙贝母10g、陈皮10g、半夏10g、炮山甲（先煎）6g、鳖甲（先煎）10g、钩藤15g、石决明（先煎）30g、生龙牡各（先煎）15g、牛膝15g、白花蛇舌草30g、半枝莲15g、草河车15g、枸杞15g、生熟地各15g、山萸肉15g、丹皮10g、泽泻10g、山药15g、茯苓15g。何首乌15g、益智仁15g、桑葚15g、桑寄生15g。14剂。每2日1剂；每剂煎4次共约400ml，合于一起，每日2次，每次口服100ml。

2009年12月25日三诊，患者言语欠利，肢体麻木，视物不清等症状少缓解，还需继续巩固治疗，原方减去峻猛且辛香温燥的虫类全蝎、蜈蚣，并加用成药西黄解毒丸长期服用。经随访，患者生存良好，各项症状均获改善。

按：孙师认为本案患者属风痰痹阻兼瘀阻脑络证。多因脏腑受损，痰浊内阻，脏气不平，阴阳偏胜，神机受累为主要病机。病理因素以痰为主，痰瘀内阻，蒙蔽清窍而发病。以肾元亏虚为本，风、痰、瘀为标，总属标实本虚之证。处方用孙师经验方加味慈桃丸为核心，该方由山慈菇、胡桃肉、菊花、天麻、全蝎、蜈蚣六味药物组成，针对脑部疾病具有清热解毒、祛风化痰、活血通络、软坚散结之功效，临床疗效确切。围绕该方，胆南星、全瓜蒌、浙贝母、陈皮、半夏化痰散结；天麻钩藤饮平肝息风，清热活血，补益肝肾；六味地黄丸滋阴补肾，取“脑为髓之海”之意。二诊添加何首乌、益智仁、桑葚、桑寄生等健脑益智，促进恢复。三诊在二诊方药基础上进一步取温和处方，取长期服用，巩固疗效之意。纵观整个治疗过程，标本兼治，气血兼顾，能祛邪不伤正，补虚不恋邪，使瘀滞渐祛，气血渐盛，髓海渐充，诸证渐缓。

十一、肾癌、膀胱癌

1. 沈某，男，66 岁。初诊：2010 年 8 月 17 日，左肾癌切除术后 2 年。

患者 2 年前发现左肾癌（透明细胞癌），行左肾切除术，术后应用白介素 -2 等治疗。经查肾功能，发现血肌酐升高，大于 200 μ mol/L。症见：腰背部酸软，双下肢水肿，嗜睡，乏力，二便尚可，夜寐安。舌淡胖，苔

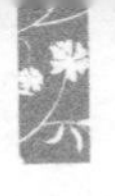

薄白，脉沉滑。查体：双侧下肢浮肿，肾区无叩痛。化验：血肌酐：236μmol/L，尿素氮：16.94mmol/L，尿酸：429μmol/L。高血压、冠心病10余年，糖尿病20余年，既往前列腺炎病史。西医诊断：慢性肾功能不全、肾癌术后。

辨证：气血亏虚，水瘀互结，浊毒壅盛。

治法：益气养血，活血利水，泻浊解毒。

方药：

陈皮10g、半夏10g、木香10g、砂仁6g、太子参15g、土茯苓15g、炒白术15g、生蒲黄（包）10g、白芷10g、蜂房6g、九香虫6g、生黄芪30g、肉桂10g、牛膝10g、黄柏10g、生熟地各15g、丹皮15g、山茱萸15g、浙贝母10g、山慈菇10g、炮山甲（先煎）6g、鳖甲（先煎）10g、代赭石（先煎）15g、鸡内金30g、生麦芽30g、猪苓15g、泽泻30g，益母草30g。14剂，每2日1剂；每剂煎4次共约400ml，合于一起，每日2次，每次口服100ml。

二诊（2011年1月17日）：下肢浮肿减轻，嗜睡乏力转好，纳食增加。舌淡胖，苔薄白，脉沉缓。尿酶四项：尿N-乙酰-B-D-氨基葡萄糖苷酶：16.7U/L，尿微量白蛋白144.5mg/L。肾功能：血肌酐216μmol/L，尿素氮

8.4mmol/L。前方继服。14剂。每2日1剂；每剂煎4次共约400ml，合于一起，每日2次，每次口服100ml。

三诊（2011年4月19日）：下肢浮肿时轻时重，周身困倦时有。舌红胖嫩，苔薄白，脉沉缓。前方去砂仁10g，生麦芽30g，加炙首乌15g，杜仲15g。14剂。每2日1剂；每剂煎4次共约400ml，合于一起，每日2次，每次口服100ml。

四诊（2011年7月14日）：困倦已减，浮肿减轻，大便干，数日1行。舌红，苔薄白，脉弦。前方加生白术30g。每2日1剂；每剂煎4次共约400ml，合于一起，每日2次，每次口服100ml。

按：患者肾癌术后，气血已亏，气虚血瘀，加之水液运化失常，而致水瘀互结之证，气血亏虚为本，水湿浊毒瘀血为标。孙师以香砂六君子汤健脾益胃，使生化有源，气血旺盛，并能行气化湿；兼用严用和济生肾气丸温肾化气，并配合猪苓、泽泻，益母草利水消肿；代赭石、鸡内金、生麦芽调理胃肠；浙贝母、山慈菇、炮山甲、鳖甲软坚消瘤。全案攻补兼施，并以祛邪为主，血脉利，水道通，浊邪祛而正气得复。

2. 李某，男性，47岁。初诊：2011年3月22日。左肾癌术后半月。

患者2011年1月经常劳累后时感腰困痛，腰腹部可触及一圆形肿块，未经注意。2月份体检时B超发现左肾占位，CT示左肾实质内见3.5cm×4.0cm不均匀软组织肿块，上下达4个层面，增强后略有强化且不均匀，其间可见低密度区。CT值为31HU，病灶边缘强化明显，诊断为左肾癌。先行经尿道前列腺电切术，7天后再行左肾及双侧睾丸切除术。病理检查：左肾大小14.0cm×7.0cm×4.0cm。肾上极见一隆起肿块，切面见肿瘤结节大小6.0cm×2.5cm×2.0cm，灰白灰褐色，与周围肾组织分界清楚。肾门及腹膜后脂肪组织中未见肿大淋巴结。镜检：HE染色，癌细胞排列成实体团块，腺管状。细胞体积大，多边形，轮廓清楚，胞浆淡染，空泡状或完全透明，核小而圆，位于细胞的边缘或中央。少数细胞较小，呈立方形、圆形、多边形，轮廓鲜明，胞浆呈细颗粒状，核圆、卵圆，深染。免疫组化染色，PSA（–）、PCNA（+）。病理诊断为左肾透明细胞癌。睾丸、附睾、输尿管未见异常。现症见：伴气短，五心烦热，口干耳鸣，小便短赤，大便秘结，消瘦乏力；舌质红，苔薄黄少津，脉细数。

辨证：肺肾不足，阴虚内热。

治法：滋补肺肾，养阴清热。

方药：

麦冬10g、五味子5g、生熟地各15g、山萸肉10g、山药15g、丹皮10g、泽泻10g、土茯苓15g、生黄芪30g、苏木10g、百合30g、知母10g、沙参15g、何首乌15g、生蒲黄（包）10g、蜂房5g、金荞麦10g、炮山甲（先煎）6g、鳖甲（先煎）10g、木蝴蝶10g、白花蛇舌草30g、半枝莲15g、生甘草10g。14剂。每2日1剂；每剂煎4次共约400ml，合于一起，每日2次，每次口服100ml。

二诊（2011年6月17日）：患者诸症转好，仍有气短。舌质淡红苔少，脉细数。原方山萸肉加量，并加入龙骨、五味子补肾纳气。方药：

麦冬10g、五味子5g、生熟地各15g、山萸肉20g、山药15g、丹皮10g、泽泻10g、土茯苓15g、生黄芪30g、苏木10g、百合30g、知母10g、沙参15g、何首乌15g、生蒲黄（包）10g、蜂房5g、金荞麦10g、炮山甲（先煎）6g、鳖甲（先煎）10g、木蝴蝶10g、白花蛇舌草30g、半枝莲15g、生甘草10g、龙骨（先煎）15g、五味子10g。14剂。每2日1剂；每剂煎4次共约400ml，合于一起，每日2次，每次口服100ml。

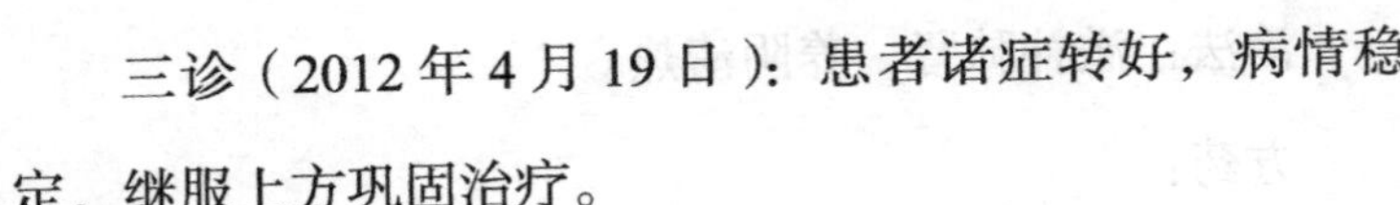

三诊（2012年4月19日）：患者诸症转好，病情稳定，继服上方巩固治疗。

按： 古代中医对肾癌、膀胱癌没有专门论述，主要症状和体征在中医学中称谓不一，大致属“癥积”、“癃闭”、“血淋”“肾劳”等范畴。此案患者肾脏病理显示癌细胞排列成实体团块，腺管状。细胞体积大，根据对其病理形态的观察，当属中医“癥积”范畴，是由久病入络，脉络瘀痹，痰瘀互结而成。经手术切除后，患者表现为腰膝酸困，气短，五心烦热，口干耳鸣，小便短赤，大便秘结，消瘦乏力等症状。虽局部顽痰瘀血已除，但病延日久，肾元持续受伤，由虚衰而致劳损，又当属于“肾劳”范围。孙师以麦味地黄丸滋肾养肺。以六味地黄丸为基础，滋补肾阴，使亏虚的肾阴得以恢复；再配以麦冬清养肺阴，解热除烦，滋养强壮；配以五味子滋肾、敛收肺气。八种药物配伍组合，共奏滋肾养肺之功，主要用于治疗肺肾阴虚所致的潮热盗汗、咽干咳血、眩晕耳鸣等症。生黄芪与苏木为孙师常用对药，对肿瘤复发转移有一定的抑制作用。生蒲黄味甘、性平，归肝、心包经，孙师临床常用蒲黄生品，取其活血止血以改善肿瘤血瘀证的高凝状态；露蜂房性平、味苦咸微甘，入肝肾胃三经，具有消肿散结之功效，孙师通过长期的临床实践，认为其抗癌散结之功颇佳，二者共用，一散一收，祛瘀生新。百合、知母、沙参、金荞麦、木蝴蝶、何首乌相配既能清火润肺，又能抗癌解毒；炮山甲、鳖甲软坚散结，白花蛇舌草、半枝莲清热解毒，四味相合解毒抗癌。本案证候是在肾虚致劳的基础上兼有痰浊、血瘀。因此在治疗中当兼顾三证，标本同治。

3. 何某，男，31岁。初诊：2009年9月5日。

2009年5月18出现无痛性肉眼血尿，有血块，尿频，发热。5月20日在当地市中心医院行膀胱镜检查报告：膀胱黏膜粗糙，于膀胱右侧壁可见菜花状新生物，直径约5cm，表面有出血溃烂，无明显蒂。诊断：膀胱肿瘤、前列腺增生症。病理活检：移行细胞癌3级，盆腔未见肿大淋巴结。患者不欲行手术和放化疗，经过半月止血及抗炎治疗，好转出院。最近两个月出现尿频尿急且有痛感，伴轻微血尿，头身困重，小腹下坠牵及两胁，乏力，食欲减退，舌红胖大苔黄腻，脉沉弦。欲求中医，特来就诊。

辨证：肝胆湿热，下移膀胱。

治法：清热利湿，解毒通淋。

方药：

龙胆草6g、黄芩10g、炒栀子10g、泽泻30g、车前草30g、生地黄15g、知母10g、柴胡10g、炒白术15g、萆薢6g、白果6g、土茯苓15g、仙鹤草15g、白及15g、苍术10g、生黄芪30g、太子参15g、山药15g、何首乌15g、合欢皮30g、白英15g、蛇莓15g、公英10g、地丁10g、败酱草10g、龙葵15g、海金沙（包）30g、生甘草10g。14剂。每2日1剂；每剂煎4次共约400ml，合于一起，每日2次，每次口服100ml。

2009年12月3日二诊，患者经服上方，诸症见减，仍有乏力，小便暗红，舌红胖苔腻，脉沉弦。考虑为热减湿邪未尽去，清阳失展或失血所致。上方减去寒凉之黄芩、炒栀子，加生蒲黄收敛止血。方药：

龙胆草6g、泽泻30g、车前草30g、生地黄15g、知母10g、柴胡10g、炒白术15g、萆薢6g、白果6g、土茯苓15g、仙鹤草15g、白及15g、生蒲黄（包）15g、苍术10g、生黄芪30g、太子参15g、山药15g、何首乌15g、合欢皮30g、白英15g、蛇莓15g、公英10g、地丁10g、败酱草10g、龙葵15g、海金沙30g、生甘草10g。14剂。每2日1剂；每剂煎4次共约400ml，合于一起，每日2次，每次口服100ml。

2010年3月3日三诊，患者现诸症缓解，仍稍有乏力，舌红胖苔腻，脉沉弦。上方继续服用并配合西黄解毒胶囊以巩固疗效。

按： 本案因肝胆实火，肝经湿热循经上扰下注所致。湿热上扰则见头身困重；下注则小腹下坠牵及两胁，入膀胱则为淋痛等。故孙师用龙胆泻肝汤泻肝胆实火，清下焦湿热，为泻火除湿两擅其功之方。苍术、生黄芪、太子参、山药、土茯苓顾护中焦，兼能健脾化湿。萆薢与白果相合为孙师常用对药，其中萆薢性平，味苦，入膀胱经而利湿去浊；白果性平，味甘、苦、涩，归经肺、肾经，功能收敛除湿，可治疗小便白浊，小便频数，遗尿，二者合用，一利一收，共奏疏理下焦、通利小便、分清别浊之功效。孙师常用于治疗膀胱气化无权，收摄无度，致小便频数无度、淋漓不爽因下焦亏虚、湿浊内蕴者。生地黄、知母、龙葵、白英、蛇莓、败酱草、公英、地丁清热解毒又养阴。仙鹤草、白及收涩止血。龙葵与海金沙相配，清热解毒，兼能利水消肿，亦为孙师常用对药。综观全方，是泻中有补，利中有滋，以使火降热清，湿浊分清，循经而发，诸证乃克，病相应而愈。

十二、卵巢癌

1. 孙某，女性，48 岁。初诊：2009 年 9 月 10 日。卵

巢癌化疗后4月余，腹胀加重10天。

患者半年前无明显诱因出现腹部胀痛，纳差，伴有腹围增大，无发热。于当地医院就诊，B超检查示：大量腹水，盆腔肿物。就诊于医院，CT结果示：左中上腹恶性肿瘤，不除外升结肠、大网膜受累，双卵巢肿物。因肿物与盆腔固定，无法手术，故行辅助化疗，化疗过程中，消化道反应重，进食差，自觉腹胀加重，伴乏力、耳鸣、视物模糊，舌淡红，苔薄白，脉弦细。采用中医治疗。

辨证：肝郁脾虚。

治法：疏肝健脾。

方药：

生黄芪30g、杭白芍15g、土茯苓15g、太子参15g、炒枣仁15g、广木香10g、桔梗10g、龙眼肉30g、炒白术15g、炒柴胡10g、土鳖虫6g、全蝎5g、小茴香10g、橘核10g、荔枝核10g、穿山甲（先煎）6g、鳖甲（先煎）10g、丹皮10g、炒山栀10g、龙葵15g、白英15g、蛇莓15g、败酱草10g、公英10g、地丁10g、生甘草10g。14剂。每2日1剂；每剂煎4次共约400ml，合于一起，每日2次，每次口服100ml。

2009年12月17日二诊：患者服上药，各项症状减轻，仍有乏力、耳鸣。继服前方。每2日1剂；每剂煎4

次共约400ml，合于一起，每日2次，每次口服100ml。

四诊（2011年7月14日）：诸症减轻，大便干，数日一行，面色略显苍白，前方加生白术30g、当归30g、生熟地各20g以养血润燥。

生黄芪30g、杭白芍15g、土茯苓15g、太子参15g、炒枣仁15g、广木香10g、桔梗10g、龙眼肉30g、炒白术15g、生白术30g、当归30g、生熟地各20g、炒柴胡10g、土鳖虫6g、全蝎5g、小茴香10g、橘核10g、荔枝核10g、穿山甲（先煎）6g、鳖甲（先煎）10g、丹皮10g、炒山栀10g、龙葵15g、白英15g、蛇莓15g、败酱草10g、公英10g、地丁10g、生甘草10g。14剂。每2日1剂；每剂煎4次共约400ml，合于一起，每日2次，每次口服100ml。

按：孙师强调：卵巢癌是女性生殖器官常见的肿瘤之一，因卵巢癌致死者，占各类妇科肿瘤的首位，对妇女生命造成严重危害。卵巢癌是一种发病多因性、临床表现多样的恶性疾病。精神因素对卵巢癌的发生发展有很大的影响，性格急躁，长期的精神刺激可导致宿主免疫监视系统受损，对肿瘤生长有促进作用。患者长期情志不畅或抑郁，而致气滞血瘀，瘀血凝滞于胞脉之中，渐成斯疾。故临床多采用“疏肝理气”的基本法则进行治疗。本案患者

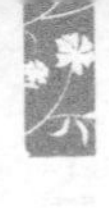

肝气失于疏泄，经气不畅，则见肝经循行部位胀闷疼痛如腹胀感；肝风上扰则见耳鸣，肝虚不能濡养眼目则视物模糊；肝郁犯脾则纳差，气血生化乏源则见乏力。舌淡红，苔薄白，脉弦细均为肝郁脾虚之象。治以疏肝健脾，解毒散结。孙师以丹栀逍遥散配合四君子汤疏肝理气，健运中焦；橘核与荔枝核为伍，可理气散结止痛，孙师常用于治疗肿瘤病在中下二焦之肝、肾、膀胱、子宫、肠等引起的疼痛作胀；土鳖虫、全蝎、穿山甲、鳖甲活血化瘀，软坚消瘤；龙葵、白英、蛇莓、败酱草、公英、地丁清热解毒。诸药合奏健脾疏肝、软坚消瘤的功效。经随访，患者生存状态良好，复查CT显示肿瘤较前明显缩小，无新生病灶和转移灶。

2.马某，女性，38岁。初诊：2008年10月14日。双侧卵巢癌发现3个月。

患者2008年7月因为腹痛，在当地医院超声波检查：子宫上方8cm×9cm肿块，波型迟钝，出波衰减，呈丛状。做病理穿刺诊断为双侧卵巢乳头状浆液性囊腺癌，大网膜及肠管转移。未行手术及放化疗，为求中医治疗，就诊我院。患者近日来腹胀、腹刺痛，无月经，阵发性腰痛等。舌绛少苔，脉沉细数。

辨证：脾肾虚弱，气滞血阻。

治法：补脾滋肾，理气散结。

方药：

生黄芪30g、太子参15g、土茯苓15g、炒白术15g、当归15g、杭白芍15g、生熟地各15g、山萸肉10g、山药15g、泽泻10g、丹皮10g、代赭石（先煎）10g、生麦芽30g、鸡内金15g、栀子10g、柴胡10g、炒白术15g、炮山甲（先煎）6g、鳖甲（先煎）10g、生蒲黄（包）10g、蜂房5g、白花蛇舌草30g、半枝莲15g、草河车15g、生甘草10g。14剂。每2日1剂；每剂煎4次共约400ml，合于一起，每日2次，每次口服100ml。

2008年11月14日二诊，患者经服药，诸症减经，只是月经仍未见，查舌脉见舌绛紫少苔，脉细涩。考虑仍是瘀血作祟，兼有不足。在上方中加入川牛膝30g、阿胶珠15g、墨旱莲20g、枸杞子20g以活血养血。方药：

生黄芪30g、太子参15g、土茯苓15g、炒白术15g、当归15g、杭白芍15g、生熟地各15g、山萸肉10g、山药15g、泽泻10g、丹皮10g、代赭石（先煎）10g、生麦芽30g、鸡内金15g、栀子10g、柴胡10g、炒白术15g、炮山甲（先煎）6g、鳖甲（先煎）10g、生蒲黄（包）10g、蜂房5g、白花蛇舌草30g、半枝莲15g、草河车15g、川

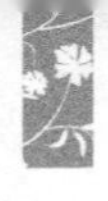

牛膝30g，阿胶珠15g、墨旱莲20g，枸杞子20g、生甘草10g。14剂。每2日1剂；每剂煎4次共约400ml，合于一起，每日2次，每次口服100ml。

2009年2月14日三诊，患者经服药，诸症缓解，月经可见仍量少，舌脉见舌红少苔，脉细略涩。药确有效，但仍应巩固，原方继服。

按：由于肾脏藏有“先天之精”，禀受于父母，为脏腑阴阳之本，生命之源，故称“肾为先天之本”；“后天之精”来源于水谷精微，由脾胃化生，故称脾为后天之本。先后天之间的关系是“先天生后天，后天养先天”。脾主运化，脾的运化全赖于脾之阳气的作用，但脾阳依赖于肾阳的温煦才能强盛。肾藏精，但肾精必须得到脾运化的水谷精微之气不断资生化育，才能充盛不衰，促进人体的生长发育与生殖。本案患者先后天俱有不足，因此，孙师针对先后天兼而治之，正如《医宗必读》曰：“善为医者，必责其本，而本有先天后天之辨。先天之本在肾，肾应北方之水……后天之本在脾，脾应中宫之土，土为万物之母。”处方中先以四君子汤合六味地黄丸补脾滋肾；继以丹栀逍遥散疏肝，合代赭石、生麦芽、鸡内金调理中气，正所谓“腑以通为用，腑以通为补”，中焦气机升降得复则脾胃自健；炮山甲、鳖甲、生蒲黄、蜂房软坚散结，祛瘀生新，白花蛇舌草、半枝莲清热解毒，四味相合解毒抗癌。全方性味平和，先天后天兼顾，寓补于攻，疗效确切。

十三、原发性肝癌

1. 林某，男性 45 岁。初诊：2008 年 10 月 12 日。原发性肝癌术后 1 月。

患者既往乙型病毒性肝炎 30 余年，饮酒史 20 余年，每日饮酒量在半斤以上，且多为 45 度白酒。今年 9 月初因右上腹闷痛，消瘦乏力，纳减，于 9 月 24 日在当地县医院诊断为原发性肝癌，并行肝癌手术。为求中西医结合治疗，今特来求诊。现症：右上腹刺痛，体倦乏力，纳差食少，舌苔白腻，脉弦滑。

辨证：湿热内蕴，肝脾瘀滞，水湿内停。

治法：清化湿热，化瘀散结，利水消胀。

方药：

生黄芪 30g，杭白芍 15g，太子参 15g、炒白术 15g、土茯苓 15g、生熟地各 15g、金荞麦 15g、藤梨根 15g、虎杖 10g、生蒲黄（包）10g、蜂房 5g、白芷 10g、血余炭 10g、山慈菇 10g、五味子 5g、猪苓 15g、泽泻 10g、大腹皮20g，延胡索15g、郁金15g、鳖甲（先煎）10g、炮甲珠（先煎）6g、生牡蛎（先煎）15g，生甘草10g。14剂。每2日1剂；每剂煎4次共约400ml，合于一起，每日2次，每次口服100ml。

2009年1月12日二诊，上药服完，诸症减轻，肝区疼痛消失，但舌苔仍腻，脉细弱，考虑邪虽减而正仍虚，方药中减去延胡索、郁金、炮甲珠防其伤正，加入代代花、绿萼梅等性味平和之品。方药：

黄芪30g，杭白芍15g，太子参15g、炒白术15g、土茯苓15g、生熟地各15g、金荞麦15g、炮山甲6g、藤梨根15g、虎杖10g、生蒲黄（包）10g、蜂房5g、白芷10g、血余炭10g、山慈菇10g、五味子5g、猪苓15g、泽泻10g、大腹皮20g、绿萼梅10g、代代花10g、鳖甲（先煎）10g、生牡蛎（先煎）15g，生甘草10g。14剂。每2日1剂；每剂煎4次共约400ml，合于一起，每日2次，每次口服100ml。

2009年4月7日三诊：上药服完患者精神佳，今未见明显不适，舌质淡红苔白，脉弦。于县医院B超检查示：肝、胆、胰、肾均未见异常，肝功检查基本正常，AFP<20μg/L。方药同前巩固疗效，中成药给予金龙胶囊、西维尔胶囊服用。

按： 该案患者素有肝病，又因酒毒损伤所致，中医称之为酒鼓或酒胀、酒癖。基本病机为正衰邪盛，湿热未尽经隧阻塞，血不养肝，日久损伤脾肾，最终致肝郁脾肾气虚。孙师参考历代医家之观点，认为酒属湿热之品，味甘、苦、辛，性湿，入心、肝、肺、胃经。湿热内蕴，肝脾损伤，致气血痰湿相互搏结，停于胁下，水湿停聚于腹而成鼓胀。且脾胃虚弱之人更易成酒鼓，原因就在脾虚水湿不运。故《圣济总录·卷七十三》言："论曰胃弱之人，因饮酒过度……谓之酒癖。"孙师运用四君子汤健运脾胃；虎杖与藤梨根两者相须为用，具有清热解毒、活血祛瘀、抗癌软坚之功效。临床实践亦证明，两药合用对肝、胃癌有着显著的疗效。鼠妇、僵蚕、九香虫为孙师经验组合，鼠妇化瘀止痛，九香虫理气止痛，二者相合气血兼调，僵蚕化痰通络，三药相配调气、化痰、祛瘀、通络；代赭石、鸡内金、生麦芽调理中气；绿萼梅、代代花疏理肝气；生蒲黄、蜂房、白芷、血余炭祛瘀生新；山慈菇消癌散结，五味子收敛固涩，二者相合，一散一收，驱邪而不伤正，配合制鳖甲、炮甲珠、生牡蛎软坚消瘤；方中各药相合共奏活血、除湿、疏肝、健脾之作用。

2. 陈某，男性，57 岁。初诊：2008 年 10月 18 日。发

现原发性肝癌1年半。

患者于2007年4月因右腹部触及鸡蛋大小的肿块，4月22日经市医院检查诊断为原发性肝癌伴腹膜后淋巴转移。CT见：左肝占位病变，低密度阴影大小约12.0cm×9.9cm（巨块型）。并伴腹膜后淋巴转移。因肿块巨大，未予切除，行以5-FU+MMC为主的化疗方案3次，至9月份出现腹胀。B超示：左肝占位病变，肿块大小约12.0cm×11.3cm，伴门静脉癌栓，腹膜淋巴结肿大，伴腹水。现症见：腹部膨胀，青筋外露，小便不利，肝区疼痛，头晕、恶心、泛酸、口干、口苦、纳差、眠不佳，舌质红绛，脉弦。查体：右上腹可触及一约3cm×4cm大小的硬块，不活动，轻按则痛剧，重按则舒适。

辨证：肝郁脾虚，湿热瘀毒。

治法：疏肝健脾，活血化瘀。

方药：

全瓜蒌15g、清半夏10g、黄连8g、吴茱萸5g、柴胡10g、黄芩10g、太子参15g、炒白术15g、土茯苓15g、杭白芍15g、生黄芪30g、藤梨根15g、虎杖10g、炮山甲（先煎）6g、鳖甲（先煎）10g、金荞麦15g、夜交藤15g、合欢皮15g、代赭石（先煎）10g、生麦芽30g、鸡内金30g、蜈蚣2条、地龙6g、白花蛇舌草30g、草河车

10g、半边莲10g、猪苓30g、泽泻15g、生甘草10g。14剂。每2日1剂；每剂煎4次共约400ml，合于一起，每日2次，每次口服100ml。

二诊（2009年1月20日）：药后自觉腹软，肿块渐柔略有缩小，小便渐利，肝区疼痛渐轻。余证同前，法方同前，再观其情。

三诊（2009年4月19日）：服药2个月，诸症大减，肿块阴影约11.8cm×7.8cm。门静脉瘤栓消失，腹膜后淋巴结转移。余未见异常。今见：腹部稍胀，小便已利，大便正常，肝区不痛，但觉头晕腰软。此为肝肾阴亏，原方加入墨旱莲15g，枸杞子15g、女贞子15g滋养肝肾。并给予中成药金龙胶囊、西维尔胶囊以巩固疗效。

按：孙师认为：百病皆由痰作祟，癌症初起多因湿毒外感，困阻脾脏或饮食失宜，损伤脾脏，致脾脏本虚，或情志内伤，木旺乘土，脾失健运，痰由内生，继而痰阻血瘀，痰瘀互结成瘤。孙师以小陷胸汤清邪热，化痰结。小陷胸汤出自《伤寒论》，本是主治小结胸病。如《医宗金鉴》载“黄连涤热，半夏导饮，栝蒌润燥下行，合之以涤胸膈痰热，开胸膈气结，攻虽不峻，亦能突围而入，故名小陷胸汤。”在此用其攻伐顽痰，充分体现了孙师处方用药的灵活性。配合左金丸清泻肝火，降逆止呕；配合小柴胡汤疏肝解郁兼调脾胃；藤虎汤清热解毒、活血祛瘀、抗癌软坚；代赭石、生麦芽、鸡内金调理胃肠；蜈蚣配地龙化痰软坚；白花蛇舌草、草河车、半边莲清热解毒；半边莲、猪苓、泽泻利小便。诸药相合，痰瘀并除，药性平和而不缺攻伐，驱邪不忘扶正。同时，孙师还强调辨治疾病，应先后有序，标本分清。该例辨证不难，即湿热内蕴，肝脾瘀阻。但其要点在于灵活应用“急则治标，缓则治本，标本兼治”的问题。如本例初以湿热为标，瘀阻为本。但湿热致病为主要矛盾，故以治标为主。随病证变化，施以标本兼治和缓则治本等。

参考文献

[1] 孙燕．临床肿瘤学的现状与进展 [J]. 中国医学论坛报，2008，7：9.

[2] 黄帝内经灵枢集注 [M]. 上海：上海科技出版社，1958：489.

[3] 陈实功．外科正宗 [M]. 第 2 版．北京：中国医药科技出版社，2011：231.

[4] 李中梓．医宗必读 [M]. 第 2 版．上海：上海科学技术出版社，1987：215.

[5] 王禄海．试论脾胃与免疫功能的相关性 [J]. 陕西中医，2000，6（10）：12~19.

[6] 张介宾．景岳全书 [M]. 上海：上海科学技术出版社，1959：407.

[7] 王伟伟，沈茜 .Th17 细胞及其与肿瘤发生发展的关系 [J]. 肿瘤，2009，29（7）：700~703.

[8] 田德禄．中医内科学．北京：中国中医药出版社，2004：285.

[9] 周伟生，杨贤卫．中晚期周围型肺癌临床分期病理分

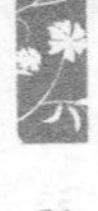

型与中医证型相关性研究.中医药学刊,2006,24(8):1436~1437.

[10] 贾桂娈，褚东宁.肺癌X线征象和病理分型与中医证型关系分析[J].浙江中西医结合杂志，2001，11(2)：107~108.